半夏厚朴汤

主编 周岳君 谢微杳 王宝庆

中国中医药出版社
·北 京·

图书在版编目（CIP）数据

半夏厚朴汤/周岳君，谢微杳，王宝庆主编 . —北京：
中国中医药出版社，2020. 8
（古代经典名方丛书）
ISBN 978 – 7 – 5132 – 6246 – 0

Ⅰ.①半… Ⅱ.①周… ②谢… ③王… Ⅲ.①半夏厚
朴汤 – 研究 Ⅳ.①R286

中国版本图书馆 CIP 数据核字（2020）第 095632 号

中国中医药出版社出版

北京经济技术开发区科创十三街 31 号院二区 8 号楼
邮政编码　100176
传真　010 – 64405750
三河市同力彩印有限公司印刷
各地新华书店经销

开本 880×1230　1/32　印张 6. 75　字数 148 千字
2020 年 8 月第 1 版　2020 年 8 月第 1 次印刷
书号　ISBN 978 – 7 – 5132 – 6246 – 0

定价　49. 00 元
网址　www. cptcm. com

社 长 热 线　010 – 64405720
购 书 热 线　010 – 89535836
维 权 打 假　010 – 64405753

微信服务号　zgzyycbs
微商城网址　https：//kdt. im/LIdUGr
官方微博　http：//e. weibo. com/cptcm
天猫旗舰店网址　https：//zgzyycbs. tmall. com

如有印装质量问题请与本社出版部联系（010 – 64405510）
版权专有　侵权必究

古代经典名方丛书
编委会

中华中医药中和医派杨建宇京畿豫医工作室
中关村炎黄中医药科技创新联盟
世界中医药协会国际中和医派研究总会
北京中联国康医学研究院

古代经典名方丛书
《半夏厚朴汤》编委会

主　编　周岳君（浙江中医药大学）

　　　　谢微杳（重庆市中医院）

　　　　王宝庆（安徽省芜湖市中医医院）

副主编　王捷虹（陕西中医药大学附属医院）

　　　　熊　露（中国中医科学院广安门医院）

　　　　黄晓巍（长春中医药大学）

　　　　苏芮施（常州星空医疗机构）

　　　　陈　玲（天津中医药研究院附属医院）

　　　　葛永祥（北京市中西医结合医院）

　　　　张东旭（浙江中医药大学）

编　委　（按姓氏笔画排序）

　　　　于笑艳（内蒙古医科大学）

　　　　叶卫华（北京市昌平区城北一街社区卫生服务站）

　　　　刘　涛（中国辐射防护研究院附属医院）

　　　　李秀玲（吉林省中医药科学院）

　　　　张常荣（山西省临汾市中心医院）

　　　　罗　莎（南宁市中医医院）

　　　　贾惠军（府谷县中医医院）

　　　　谢　青（宝鸡市中医医院）

周岳君简介

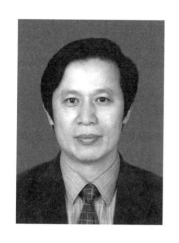

周岳君，浙江中医药大学教授、主任中医师、硕士生导师。浙江中医药大学中医诊断研究所副所长（主持工作）、浙江中医药大学中医诊断学教研室主任、浙江省首批名中医学术继承人、浙江省中青年学科带头人、国家中医药管理局重点学科后备带头人、国家中医药管理局命审题专家。"教育部高等学校中医学类专业教育指导委员会实验（实训）教学研究会"理事、世界中医药学会联合会舌象研究专业委员会副会长、世界中医药学会联合会亚健康专业委员会理事、中华中医药学会中医诊断学分会专业委员会常委、浙江省中医药学会中医诊断与方剂分会专业委员会委员、中国中医药信息学会张仲景研究分会专业委员会常委、浙江省中医药学会睡眠与情志分会专业委员会委员。

主持承担国家级、省部级等各类课题50余项，在各级杂志发表学术论文100余篇，主编参编著作近20部。是"十三五"规划教材《中医诊断学》《中医药学概论》、"十三五"规划研究生教材《中医诊断学专论》、教育部"十二五"国家级规划教材《中医诊断学》等多部教材编委。

擅长治疗各种原因诱发的失眠、抑郁、注意力不集中、脾胃病、慢性咳嗽、口腔溃疡、痛风、骨关节病、脂肪肝，擅长学生益智、亚健康及肿瘤病人术后调养。

谢微杳简介

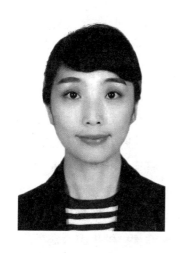

谢微杳，重庆市中医院主任中医师。1991年毕业于成都中医药大学中医专业。任中国中西医结合学会消化系统疾病专业委员会常务委员、中国民族医药学会脾胃病分会常务理事、世界中医药学会联合会脾胃病分会委员、世界中医药学会联合会亚健康分会理、中华中医药学会科研产业化分会委员、中华中医药学会继续教育分会委员、重庆市中医药学会脾胃病专业委员会委员、重庆中医药学会科研产业化分会委员、重庆民盟市委医疗卫生委员会委员。发表论文数十篇，主研课题6项，其中5项获重庆市卫生计生委科技进步三等奖。

擅长诊治常见病和疑难杂症，如慢性萎缩性胃炎、急慢性结肠炎、胃食管反流病等，对胃肠动力障碍性疾病、胃食管反流病、急慢性结肠炎等颇有研究，临床疗效显著。

王宝庆简介

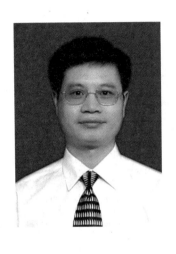

　　王宝庆，医学硕士、中共党员、副教授、副主任医师。任中华中医药学会亚健康分会委员、世界中医药学会联合会男科医学分会理事、世界中医药学会联合会生殖医学分会理事、安徽省医学会生殖医学分会第一届委员会委员、安徽省中医药学会男科专业委员会委员、安徽省性学会理事、中华中医药学会男科分会委员、中华中医药学会生殖医学分会委员、中国中药协会男科药物研究委员会委员、中华中医药研究促进会生殖医学分会委员、国家4级生殖健康咨询师、国家执业中医师/中西医结合医师资格考试实践技能考官、安徽省皖江区域医事鉴定协作网专家库成员。

　　擅长诊治男女不孕不育、性功能障碍、更年期综合征、青少年发育、性心理异常及育龄夫妇的性医学与生殖遗传医学咨询、中老年养生保健咨询等。在国家专业性期刊发表多篇专业论文。

目 录

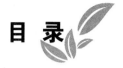

上篇　经典温习

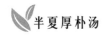

中篇　临证新论

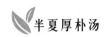

下篇　现代研究

经典温习

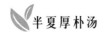

第一章 概 述

第一节 溯本求源

一、经方出处

半夏厚朴汤最早出现于《金匮要略》。《金匮要略·妇人杂病脉证并治》："妇人咽中如有炙脔，半夏厚朴汤主之。"

二、方名释义

半夏厚朴汤由半夏、厚朴、茯苓、生姜、苏叶共五味药组成，专为咽中痰凝气滞而设，后世称其为"梅核气"，本病的发生多由七情郁结、痰凝气滞、上逆于咽喉之间所致，表现为咽中自觉有物阻塞，咯之不出，咽之不下。方中半夏、厚朴、生姜辛开苦降，以散结降逆；佐以茯苓利饮化痰；苏叶芳香宣气解郁，诸药合用，气顺痰消，则咽中自爽。半夏、厚朴为方中君药，量大力专，为起效对症的主要配伍，故方名为半夏厚朴汤。

三、药物组成

半夏一升（12g），厚朴三两（9g），茯苓四两（12g），生姜五两（9g），苏叶二两（6g）。

四、使用方法

古代用法：以水七升，煮取四升，分温四服，日三夜一服。

现代用法：水煎服。

五、方歌

半夏厚朴痰气疏，茯苓生姜共紫苏，

加枣同煎名四七，痰凝气滞皆能除。

第二节　　医圣论方

半夏厚朴汤证之病机，为水浊滞于咽部，质极黏稠，故咽部如有炙脔，咽之不下，吐之不出。故方用半夏、生姜、苏叶健胃之阳，使胃肠蠕动加速而除水饮，水饮除则咳止而痰消也；用茯苓健脾化痰湿；用厚朴刺激喉壁而燥化水饮，使痰从便去。据实验所得，厚朴、苏叶能抑制喉反射而去其痰滞。本方后人去姜名四七汤。"四"指半夏、厚朴、茯苓、紫苏四药，"七"指喜、怒、忧、思、悲、恐、惊七情，用四味药治七情为病所致的气郁，故有此名。如痰涎结聚，咽喉中有物堵塞，吞不下，咳不出，必腹胀满，旁冲两胁，或呕或吐，皆可用之。徐荣斋先生《读书教学与临证》一书载有曹炳章先生治梅核气的含化丸一方，据云效果颇佳，现录之备考。含化丸方：净硼砂20g，乌梅肉9g，柿霜9g，青盐15g，上四味共研细末。为丸如樱大，随时含化，日六至七丸。

半夏厚朴汤专为咽中痰凝气滞而设，后世称其为"梅核气"。本病的发生多由七情郁结、痰凝气滞、上逆于咽喉之间所

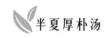

致，表现为咽中自觉有物阻塞，咯之不出，咽之不下。方中半夏、厚朴、生姜辛开苦降，以散结降逆；佐以茯苓利饮化痰；苏叶芳香化气解郁，诸药合用，气顺痰消，则咽中自爽。

半夏厚朴汤首次记载于张仲景《金匮要略·妇人杂病脉证并治》："妇人咽中如有炙脔，半夏厚朴汤主之。"所谓"炙脔"一般认为是指烤熟的肉块，有人认为是鱼肉，《辞源》对"脔"字的解释为块状的鱼肉。不论何种肉类，此处用来形容咽喉部的异物感。孙思邈《备急千金要方》中对此种症状有更详细生动的描述："咽中帖帖，如有炙肉，吐之不出，吞之不下。"这里虽对咽部异物感这种吞吐不得的感觉描述形象，但未明确命名。至《赤水玄珠》则明确提出梅核气之名："梅核气者，喉中介介如梗状。"又曰"痰结块在喉间，吐之不出，咽之不下是也。"

巢元方：《诸病源候论》提出："此是胸膈痰结与气相搏，逆上咽喉之间结聚。"其"痰"与"气"形成及互结的原因又是什么呢？巢元方同时认为："妇人性情执著，不能宽解，多被七气所伤，遂致气填胸臆，或如梅核上塞咽喉，甚则满闷欲绝。"指出妇人因情绪所致本病。

陈无择：《三因极一病证方论》中称此方为"大七气汤"，认为"喜怒不节，忧思兼并，多生悲恐，或时振惊，致……皆七气所生"。

龚信：《古今医鉴·梅核气》中说："梅核气者……始因喜怒太过，积热蕴隆，乃成厉痰郁结，致斯疾耳。"

吴谦：《医宗金鉴》中说："此病得于七情郁气，凝涎而生……此证男子亦有，不独妇人也。"

可以看出，历代医家对于此病的分析及认识较为统一，七情所伤是其主要病因，气滞、痰凝二者互结于咽部为基本病机，脏腑中与肝、脾、胃、肺有关。

半夏厚朴汤的作用在临床应用、药理研究、动物实验等方面都得到了验证，其有效性已得到肯定。半夏厚朴汤主治的关键病机变化在于痰凝、气滞，气滞与痰凝的形成非情志致病一途。如因饮食不当伤及脾胃，脾胃气机失调、升降失常，也可造成气滞；脾的运化功能失常，水湿津液停聚而生痰，痰湿困脾则可加剧气机的阻滞。又如外邪犯肺，导致肺的功能失常，肺主气，主通调水道，肺的功能失常可造成气机阻滞、津液不布，也可聚而生痰。由此可以认为，七情所伤并非造成痰凝气滞的唯一原因，且半夏厚朴汤中并无直接疏肝解郁之药。综合全方分析，其主要作用为行气化痰、降逆和中，着重于气机的顺畅及痰湿的消除。因此，临床上如无梅核气症状，但疾病病机为痰凝气滞时皆可运用。

第三节　类方简析

一、小半夏加茯苓汤

小半夏加茯苓汤为化痰利饮的名方，出自《金匮要略·痰饮咳嗽病脉证并治第十二》："卒呕吐，心下痞，膈间有水，眩悸者，小半夏加茯苓汤主之。"

小半夏加茯苓汤方：半夏一升，生姜半斤，茯苓三两。

小半夏加茯苓汤为温化水饮的基础方剂，是"病痰饮者，当以温药和之"的代表方。宋代《太平惠民和剂局方》认为小半夏加茯苓汤："治喜怒悲思忧恐惊之气，结成痰涎，状如破

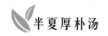

絮，或如梅核，在咽喉之间，咳不出，咽不下，此其气之所为也。"梅核气为痰气凝结于咽所致的自我感觉，属于痰饮气郁之证，故《太平惠民和剂局方》认为小半夏加茯苓汤可治"或如梅核"。

小半夏加茯苓汤主治水饮内停证。如黄煌教授认为，小半夏加茯苓汤的特点是小半夏汤证伴见水饮证。水饮有多种，痰饮是水饮的一种。痰饮随气周流，无处不到，痰饮可为有形，亦可为无形，无形之痰饮称之为痰气。若痰气郁结于咽，则为梅核气，即自觉咽中如有炙脔，为自我感觉，咽部检查多无器质性改变。

二、大黄黄连泻心汤

大黄黄连泻心汤出自于《伤寒论》："心下痞，按之濡，其脉关上浮者，大黄黄连泻心汤主之。"原方由大黄、黄连两味药物组成。大黄黄连泻心汤亦被后世誉为三黄泻心汤，相传为商朝伊尹所创，后世又称其为"伊尹三黄泻心汤"。伊尹是《汤液经法》的作者，也是方药学之鼻祖。但在《汤液经法》中，三黄泻心汤称火齐汤，为"火齐门"之主方。诸家认为《金匮要略》所载泻心汤与《伤寒论》之大黄黄连泻心汤药物组成一致，但药量有别。而明代施沛《祖剂》记载《金匮要略》所述泻心汤为伊尹三黄汤。清代医家张璐亦指出："伊尹三黄汤，仓公名火齐汤，《金匮要略》名为泻心汤。"许占民指出："《史记·扁鹊仓公列传》载西汉淳于意所用'火齐汤'即泻心汤，可治疗'涌疝'。"刘渡舟也同意此观点。但泻心汤最早出于西汉时期的《汤液经法》，其方名制定与《汤液经法》重五行学说，如五脏补泻、药性五味生克制化的特点有关。若上述观点成立，那么此方出处就要上溯到殷商时代，最晚也在西汉。据敦煌遗书《辅行诀脏腑用药法要》（简称《辅行诀》）研究发现，《伤寒论》是在《汤液经法》基础上撰成的。

大黄黄连泻心汤历史源流及古今应用。《辅行诀》中有陶景弘的一句话"昔南阳张机，依次诸方，撰为《伤寒论》一部，疗治明悉，后学咸尊奉之。"《伤寒论》所述大黄黄连泻心汤和《金匮要略》之泻心汤均为《辅行诀》中记载泻心汤之变方。其中小泻心汤：大黄、黄芩、黄连各三两。上三味，以麻沸汤三升，渍一食顷，绞去滓，顿服。主治胸腹支满、心中跳动不安者。《伤寒论》中大黄黄连泻心汤主治心下痞、按之濡，脉关上浮。而《金匮要略》中泻心汤主治证是心气不足、吐血、衄血。《伤寒论》第 154 条："心下痞，按之濡，其脉关上浮者，大黄黄连泻心汤主之。"大黄二两、黄连一两，上二味，以麻沸汤二升渍之，须臾绞去滓，分温再服。张仲景用此方，一是治热在气分，闭塞中焦，而产生的"火气痞"，证见心下胀满、口渴心烦、小便短赤等。方中大黄泄热开结，黄连善清心火，两药合用，热自泄痞自消。因本证火热闭塞中焦气分，又阻滞上下气机升降，故仲景避开煎煮之法，更用麻沸汤浸泡，须臾去渣再服。其义取其苦寒之气，以清中焦无形之邪热，薄其苦泄之味，而防直下败胃之弊。其次，《金匮要略》第 17 条："心气不足，吐血、衄血，泻心汤主之。"其中大黄二两，黄芩、黄连各一两。上三味，以水三升，煮取一升，顿服之。仲景用此方治疗吐血、衄血等热在血分证。本证所见之吐血、衄血，因火热迫于血分，血分热盛而迫血妄行所致，仲景治疗血分病，用此方水煎顿服，其意在取其厚味而直泄血分之热。

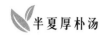

三、半夏泻心汤

半夏泻心汤出自《伤寒论》，此书记载："伤寒五六日，呕而发热者，柴胡汤证具，而以他药下之，柴胡证仍在者，复与柴胡汤，此虽已下之，不为逆，必蒸蒸而振，却发热汗出而解。若心下满而硬痛者，此为结胸也，大陷胸汤主之。但满而不痛者，此为痞，柴胡不中与之，宜半夏泻心汤。""呕而肠鸣，心下痞者，半夏泻心汤主之。"其病机本质是胃中虚，客气上逆，无形之气与有形之湿浊互结。方中半夏入脾、胃经；干姜入脾、胃、心、肺、肾经；人参入脾、肺经；黄芩入心、肺、胆、大肠、小肠经；黄连入心、肝、胆、胃、大肠经；大枣入脾经；甘草入十二经。从组成药物归经上看，半夏泻心汤总归脾、胃、心、肺、大肠、胆、肝、肾、小肠九经（甘草除外），其中各归经所含药物为脾经 4 味、胃经 3 味、心经 3 味、肺经 2 味、胆经 2 味、大肠经 2 味、肾经 1 味、肝经 1 味、小肠经 1 味。为此，可大胆设想，半夏泻心汤可应用于上述归经所主之疾病。半夏泻心汤之心、肺、大肠、小肠经方中归入此四经的药物有干姜、人参、黄芩、黄连，四药在四气五味上为辛、苦、甘、温、寒、平；功效上表现为辛温以宣肺温肺、养心通脉、涩肠止泻，甘平以宁心、润肺、润肠，苦寒以清肺泄肺、清心、消积；寒温相兼，寒热并调；辛苦相行，宣收并举。

明代·汪机《医学原理》："半夏泻心汤治中气亏败，运动失常，以致湿热之气凝聚成痰，扼于心胸之分而成痞满，法当补中气，清湿热，豁痰散痞。"指出半夏泻心汤可治疗湿热酿痞证。

清代·汪琥《伤寒论辨证广注》认为半夏泻心汤治疗"湿

热不调，虚实相伴之痞。"诸多温病学家以半夏泻心汤加减化裁治疗湿热之证。如叶天士认为半夏泻心汤"药取苦味之降，辛气宣通""苦降能驱热除湿，辛通能开气宣浊"。苦辛通降法也是温病学家治疗湿热证的基本方法。

吴鞠通《温病条辨》载："湿甚为热，疟邪痞结心下，舌白口渴，烦躁自利，初身痛，继则心下亦痛，泻心汤主之。"

近代中医大家任应秋先生也认为半夏泻心汤证是"湿热兼虚"。

药物性味理论是中医理论的重要组成部分，性指药物的寒、热、温、凉属性，味指药物的酸、苦、甘、辛、咸等气味。中医学中"治病"的概念是以药物性味之偏来纠正人体阴阳的偏盛偏衰，自然药物的性味成为医生组方过程中首要考虑的因素。

《黄帝内经》中有大量的有关饮食五味的论述，体现在治法方面主要是结合六气淫胜理论和五脏苦欲补泻理论来论述的。如《素问·至真要大论》指出："风淫于内，治以辛凉，佐以苦，以甘缓之，以辛散之。热淫于内，治以咸寒，佐以甘苦，以酸收之，以苦发之。湿淫于内，治以苦热，佐以酸淡，以苦燥之，以淡泄之。火淫于内，治以咸冷，佐以苦辛，以酸收之，以苦发之。燥淫于内，治以苦温，佐以甘辛，以苦下之。寒淫于内，治以甘热，佐以苦辛，以咸泻之，以辛润之，以苦坚之。"对于六淫致病，给出了具体的药物性味调治的方法。

另外，《素问·脏气法时论》中提出了五味调补五脏虚实的治法，如："肝欲散，急食辛以散之，用辛补之，酸泻之""心欲软，急食咸以软之，用咸补之，以甘泻之""脾欲缓，急食甘以缓之，用苦泻之，甘补之""肺欲收，急食酸以收之，

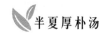

用酸补之，辛泻之""肾欲坚，急食苦以坚之，用苦补之，咸泻之"。

一般而言，先有治则治法，后有处方方药。六气淫胜理论和五脏苦欲补泻理论是《黄帝内经》与药物相关的主要的治法理论，"法随证立，方随法出"，故而由六气淫胜理论和五脏苦欲补泻理论来指导处方也就顺理成章了。后世医家以《黄帝内经》六气淫胜理论和五脏苦欲补泻理论来解释张仲景方，如成无己解释四逆汤时说："寒淫所胜，平以辛热，甘草姜附相合，为甘辛大热之剂，乃可发散阴阳之气。"也有医家《黄帝内经》理论创制新方，如叶天士据《黄帝内经》："风淫于内，治以辛凉，佐以苦，以甘缓之，以辛散之"的治风法则创立了治疗伤风之银翘散。叶氏还将性味理论与辨证论治相结合，对用药经验进行概括，如治上焦药用辛凉，治中焦药用苦辛寒，治下焦药用咸寒等。吴鞠通《温病条辨》所载方剂 70% 上都注明性味，且性味来标识该方的组方特点，如栀子豉汤为酸苦法，三黄二香汤方为苦辛芳香等等。

半夏泻心汤出自《伤寒杂病论》而源于《汤液经法》泻心汤（《辅行诀》载），张仲景"勤求古训，博采众方"，在《汤液经法》泻心汤的基础上创立了半夏泻心汤这一千古名方。《汤液经法》泻心汤由辛味之干姜，苦味之黄连、黄芩，甘味之人参、甘草组成，辛、苦、甘之药味比例为 1：2：2。张仲景在此方基础上增味辛之半夏，味甘之大枣，使半夏泻心汤辛、苦、甘之药味比例变为 2：2：3，但整体的组方构架并没有改变，辛开苦降甘补的制方法则没有改变。本方以半夏、干姜之辛散合黄芩、黄连之苦降，协调恢复中焦气机升降之职。以干姜、半夏、人参、甘草取之温，合黄芩、黄连之寒，寒热并投，反激逆从，调理明阳。以人参、甘草、大枣之甘温扶正气，以半夏、干姜、黄芩、黄连辛开苦降化湿以驱邪气，虚实并理，以恢复脾胃功能。

伤寒大家刘渡舟先生对本方有精辟论述："半夏、干姜辛开而温，以散脾气之寒；黄芩、黄连苦泻而降，以降胃气之热；人参、甘草、大枣甘温调补，和脾胃，补中气，以复中焦升降功能，此即辛开苦降甘调之法。"半夏泻心汤的配伍法则可以概括为辛开苦降甘调。

四、生姜泻心汤

生姜泻心汤为医圣张仲景所创，由半夏泻心汤减干姜 2 两（1 两 ≈ 31.25g）、加生姜 4 两变化而成。方中生姜量大为君，功在通阳、散结、涤饮；配以半夏可加强开结、消痞、涤饮之功。半夏配干姜辛温开结，散寒止呕。黄芩功在清肠、逐水、止痢，配以黄连苦寒降泄，加强其清热燥湿止痢之功效。而半夏、干姜配黄芩、黄连寒热并用，有辛开苦降、消痞散结、和中止痢之效。人参、甘草、大枣相配意在甘温补虚。故全方配伍有通阳涤饮、消痞止痢、扶正祛邪、标本同治之功。主要用于治疗心下痞、呕吐、泄泻等症。

《伤寒论》157 条有曰："伤寒汗出解之后，胃中不和，心下痞硬，干噫食臭，胁下有水气，腹中雷鸣，下利者，生姜泻心汤主之。"从现代临床看，生姜泻心汤多用于急慢性胃炎、胃肠炎以及结肠炎等病。本方常见临床应用如下：

心下痞硬，嗳气，腹痛，肠鸣，大便溏泄，舌淡，苔薄黄腻，脉濡或弦滑等。此乃脾胃虚弱之体，感邪之后，因汗不得法而内陷，寒热错杂，互阻于中焦，使脾胃升降失常，气机痞

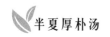

塞，形成心下痞证。治用生姜泻心汤和胃降逆，消痞散结。

胃痛、面色发青，常伴呕吐痰涎、舌淡、苔白滑、脉弦迟等。此乃饮食生冷，寒邪客胃，中阳被遏，不得舒展，气机阻滞，胃痛方成。治用生姜泻心汤散寒止痛，和胃降逆。

呕吐痰涎清水，心下痞硬，肠鸣，或伴腹痛泄泻，口苦或口渴，舌淡，苔黄腻，脉弦滑。此乃饮食生冷不洁，损伤中阳，脾失健运，痰饮由生，饮邪内停，郁而化热，寒热错杂，互阻中焦，脾胃升降失调，胃失和降，反上逆而成呕吐。治用生姜泻心汤降逆消痞。

泄泻，轻者溏泄，日数行，重则水泄，日10余次，腹痛，肠鸣，或伴有呕吐，或有寒热，舌淡，苔白滑，脉弦迟。此乃阳虚之体，饮食生冷，损伤中阳，致使脾胃失降失调，清气不升，浊气不降，清浊不分，并走大肠，大肠传导失司而成泄泻。治用生姜泻心汤温中补虚，散寒涤饮止泻。

下痢溏薄，带有白冻，腹痛。里急后重，食少，神疲乏力，四肢不温，舌淡苔白腻，脉沉滑弱。此乃痢久脾虚中寒，若饮食生冷，可到寒湿不化，滞留肠中，正虚寒盛，肠失温养，形成虚寒痢疾。治用泻心汤温中补虚，散寒涤饮止痢。

生姜泻心汤主治之胃肠病，其中有脾虚感邪内陷而成寒热互结之心下痞，又有饮食不洁致寒热错杂、互阻中焦之呕吐，有寒邪客胃之胃痛，也有中焦虚寒、寒湿内停之泄泻、痢疾等。故在临床应用时，要根据不同的病情需要，将原方中温、补、凉3组药在量上作适当的调整。如寒热错杂者，量守原方；寒盛温药剂量调大，凉药适当减量；虚甚则补药加量。必要时，还可以在原方的基础上佐入其他药，以提高疗效或治疗兼证。

五、甘草泻心汤

甘草泻心汤见于《伤寒论·辨太阳病脉证并治下》第158条："伤寒中风，医反下之……医见心下痞，谓病不尽……但以胃中虚，客气上逆，故使硬也，甘草泻心汤主之。"亦见于《金匮要略·百合狐惑阴阳毒病脉证治第三》第10条："狐惑之为病……甘草泻心汤主之。"此方是治疗伤寒误治而致脾胃不和、寒热错杂之痞证的代表方之一。仲景十分重视辨证，而历代各医家对甘草泻心汤证均有各自独到的见解，并提出了甘草泻心汤的适应证。如陶节庵《伤寒六书》有云："动气在上，下之则腹满、心痞、头眩者，宜甘草泻心汤。"张璐在《张氏医通》中提出："头疼，心烦，呕而不食，手足温暖者，甘草泻心汤主之。"

《伤寒论》中提出伤寒中风，表证未解，不应下而反下之，导致胃中空虚。柯琴在《伤寒附翼》中云，"伤寒中风，初无下症，下之……其人胃气素虚可知。"汤本求真在《皇汉医学》中提出，"本方证（甘草泻心汤证）本系胃弛缓有水停，患伤寒或中风，有表证时，医误下之，胃肠俱益衰弱，内陷热毒乘而发也。"以上均表明甘草泻心汤证可出现于素体胃虚者。在阐述病机时，江部洋一郎在《经方医学》提出，"反复误下致使胃气虚，胃的守胃机能衰弱，胃中所生之饮上逆心下……胃的守胃机能衰弱，胃气过度向胸上冲……"邵根仙在《伤寒指掌》中评论说："医者不识是虚，以为结热未尽，而复误下之，是已虚而益虚也，虚则胃不化而邪上逆，痞满更加矣。"明确提出甘草泻心汤证应用于"已虚而益虚"之证。

心下痞硬而满，指出甘草泻心汤证病位在心下。龙野一雄

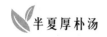

在《中医临证处方入门》中提出，这种心下痞可以是自觉心下部有紧张感、痞感、苦重感，或者是他觉有腹壁紧张。甘草泻心汤泻心下之痞满硬。吴谦在《伤寒心法要诀》指出，甘草泻心汤之痞为虚热客气上逆之痞；李中梓在《伤寒括要》中认为，"阴阳不交曰痞，上下不通曰满"；柯琴的《伤寒论注》中亦有"痞为虚痞，硬为虚硬，满为虚满"的评注。这些从侧面论述了甘草泻心汤证偏属虚证的特点。

丹波元简在《伤寒论辑义》中提出："此痞非热结，亦非寒结，乃乘误下中虚，而邪气上逆，阳陷阴凝之痞也，故以甘草泻心汤，以缓其急。而和其中也。"清代医家汪琥在《伤寒论辨证广注》中明言："其人下利日数十行，则胃中之物已尽，何由而不为虚？况医复下之而痞益甚，愈可知其非实证矣……不曰硬而满矣，止此满字，而虚实之证了然。"不曰硬而满，"满"字则可知本证实为虚证。《伤寒论辨证广注》中更是明确指出："此条痞证硬满，乃下后中气受伤，而作虚硬虚满，医人不识，犹以为热邪未尽，复误下之，气愈伤，则痞益甚，此非比结胸之实热，但以胃中虚，内陷之客气上逆，客邪之气聚。亦能使心下硬也。"强调了胃虚夹邪致使心下痞硬。

汤本求真的《皇汉医学》有云："谷不化者，食物不消化也。因胃肠衰弱，与下利频数，无暇消化也，其被排泄者，与下利清谷异。腹中雷鸣者，胃肠内水汽鸣走，由于热毒激动水毒也。"认为胃虚水停，热毒激动水毒，导致"下利，日数十行，谷不化，腹中雷鸣""胃弱不能转运，故水谷不得化，留滞于腹中，作响而雷鸣也。"丹波元简在《伤寒论辑义》中强调了胃虚夹邪是甘草泻心汤证应用的病因病机。"腹中雷鸣，误下则胃阳已伤，中焦虚冷，气滞不得流行，脾弱不能转运，欲通而不得，故但留滞于腹中作响而已"。钱天来在《伤寒溯源论》中进一步阐述了下利腹鸣是由于脾损胃虚所导致。《黄帝内经》有云"胃不和，则卧不安。"江部洋一郎在《经方医学》中认为，"胃的守胃机能衰弱，胃气过度向胸上冲，胸中有热，无形之热导致心烦"，明确提出了本方证是因误下使胃虚，导致了干呕及心烦不安。喻昌曰："下利完谷，腹鸣呕烦，皆误下而胃中空虚之故也。"进一步揭示了胃虚是出现干呕心烦不得安的原因。

江部洋一郎在《经方医学》中详尽描述了狐惑之证的病机和表现：胃饮停留于心下，心下之饮胸、膈、心下有热的情况下形成湿热，湿热游溢于肌部，流注于咽喉则发为"惑"；流注于前阴、后阴的肌部则发为"狐"。胃气不和导致守胃机能衰弱，胃气过度上升至面部则"面目乍赤"；携心下之饮一同上升则"乍黑"；相反，被胸、膈、心下之饮阻碍，胃气不得达于颜面则"乍白"。李彣在《金匮要略广注》中有注解："狐惑是伤寒遗热所致，故乃状如伤寒也……喉、肛与前阴皆关窍所通，津液滋润之处……不欲饮食，恶闻食臭，是内热而胃气不和，故有目不得闭，卧起不安之证……"表明甘草泻心汤适合应用于胃虚夹邪之证。

清代医家吴谦的《医宗金鉴》中有云："方以甘草命名者，取和缓之意。用甘草、大枣之甘温，补中缓急，治痞之益甚；半夏之辛，破客逆之上从；芩、连泻阳陷之痞热，干姜散阴凝之痞寒。缓急破逆，泻痞寒热，备乎其治矣。"

王邈达在《汉方简义》提出甘草泻心汤证因"胃阳虚阴气乘入，阴气携阴火上凌"，遂方用姜、半之辛热以排阴气；用芩、连之苦寒以降阴火；用大枣之甘温以滋屡下所伤之津液；

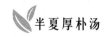

并君甘草者，亦以其病在胃也。江部洋一郎在《经方医学》指出，因胃气虚，尤其是守胃机能严重失调，所以用了四两甘草、三两人参、十二枚大枣守胃，并用黄芩、黄连清膈、心下或胸中之热，用半夏、干姜祛除心下及胃中之饮。甘草泻心汤为治疗寒热错杂之痞证方证之一，本方证之中焦虚弱，重用甘草以建中，清上焦之火，缓客气之逆，益中州之虚，加人参、大枣补脾和中、缓急止泻；合干姜、半夏辛温开结，温中散寒，降逆止呕；加上黄连、黄芩苦寒降泄以除其热；寒热并用以和其阴阳，辛苦合用以复其升降，补泻兼施以调其虚实，具有标本兼治之功。本方证中，大部分医家认为甘草为君药。如《伤寒寻源》："君甘草，坐镇中州，使胃虚得复而痞自解耳。"柯琴也认为："本方君甘草者，一以泻心而除烦，一以补胃中之空虚，一以缓客气之上逆也……协甘草以和中。是甘草得位而三善备……"而李中梓在《伤寒括要》中却提出："泻心者，必以苦为主，是以黄连为君，黄芩为臣……中者脾也，脾不足者，以甘补之，故以人参、甘草、大枣为使，以补中气……"《神农本草经》认为，甘草既"主五脏六腑寒热邪气"，又能"坚筋骨，长肌肉，倍力，金疮，解毒"。笔者认为，此处仲景考虑君药为甘草，是取其甘性，以祛五脏六腑之邪气。

成无己的《注解伤寒论》中的甘草泻心汤无人参，柯琴的《伤寒论来苏集》中提出"中虚而不用人参"的观点，尤在泾的《伤寒贯珠集》中也提出"不用人参之增气，而须甘草之安中也"，而宋版的《伤寒论》以小字注明甘草泻心汤应该有人参。从《伤寒论》三泻心汤分析，甘草泻心汤所主治之心下痞证脾胃虚弱较半夏、生姜二泻心汤更甚，而半夏泻心汤、生姜泻心汤中尚且均有人参，则甘草泻心汤更宜有人参。本方煎法提到"以水一斗，煮取六升，去滓，再煎取三升，温服一升，日三服"，即所谓的去滓重煎法，属于和解剂的特殊煎法。去滓重煎法，既可挥发去水分，又可使有效成分保留在药液中，增加药物的疗效。去滓重煎可使诸药性味均和，作用协调，使药物完全反应而产生更大的效能。因此，可以说去滓重煎法对提高临床疗效具有重大的意义。

徐灵胎在《伤寒约编》中详细对甘草泻心汤证进行了描述："误下伤胃，逆气上攻，则湿热不化而下利清谷，日数十行，腹鸣痞硬，心烦而满，是为虚邪。故以甘枣缓中除逆，黄芩、黄连、干姜、半夏化痞而软硬，泅为分理中州，洗涤湿热良法。"同时也对甘草泻心汤的方义做出了"君甘草者，一以泻心而除烦，一以补胃中空虚，缓客气上逆也。倍干姜散中宫下药之寒、行黄芩、黄连之气，以消痞硬。半夏除呕……病在胃而仍名泻心者，以心烦痞硬，病在上焦耳"的总体阐述。

六、旋覆代赭汤

旋覆代赭汤出自张仲景《伤寒论》第 161 条："伤寒发汗，若吐若下，解后，心下痞硬，噫气不除者，旋覆代赭汤主之。"全方共奏降逆化痰、益气和胃之功效，为治疗胃虚痰阻气逆证之常用方。此方在临床上运用广泛，若配伍得当，可用于治疗多种内科杂病，是中医异病同治之代表方剂。郁证是指由于情志不舒、气机郁滞所致，以心情抑郁、情绪不宁、胸部满闷、胁肋胀痛或易怒喜哭，或咽中如有异物梗阻为主要临床表现的一类病证。可见于现代医学的神经官能症、癔症、更年期综合征等多种疾病中。

中医学认为，郁证病位主要在肝，常涉及多脏，其病机可

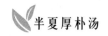

归纳为气机郁滞，故以调畅气机为根本大法。肝喜条达而主疏泄，若气机运行不畅，则可导致肝气郁结。一方面横逆乘脾，脾失健运，则水谷精微生化乏源，常聚湿生痰，阻碍气机运行而导致郁证发生。另一方面肝气郁结日久化火，可灼伤心阴，心失所养，则心主血脉的功能失常，而心对人体的精神、情志活动是以心主血脉为基础的，故此时可导致精神情志活动难以正常进行而出现郁证。故治疗上多采用旋覆代赭汤加减，取其降逆化痰之意。临床运用时多加用疏肝解郁药物如柴胡、郁金，或健脾养心药物如茯苓、酸枣仁、白术。久病入络而出现瘀血症状者，可适当加用当归、丹参等活血祛瘀药。同时要注重精神和心理治疗。

失眠，中医又称"不寐""不得卧"，是以经常不能获得正常睡眠为特征的一类病证，主要表现为睡眠时间、深度的不足，轻者入睡困难，或寐而不酣，时寐时醒，或醒后不能再寐，重则彻夜不寐，常影响人们的正常工作、生活、学习和健康。早在《素问·逆调论》中就有"胃不和则卧不安"的记载。胃主通降，其气下行。胃不和则胃主通降的功能失常，可导致腑气不通，浊气不下，上扰心神，发为不寐。现代人多暴饮暴食，若宿食停滞，可致脾胃受损；且浓茶、咖啡及酒之类的饮料也可损伤脾胃。脾胃受损，酿生痰热，壅遏于中，痰热上扰，胃气失和而上逆，扰乱神明致不得安寐。运用旋覆代赭汤取其降逆化痰、益气和胃之意，临床上常加用健脾和胃药如陈皮、茯苓，并增加半夏用量；或消食导滞药物如神曲、焦山楂、莱菔子等。同时要养成健康的饮食习惯，勿暴饮暴食或过食辛辣刺激之物。

卒中又称中风，卒中后呃逆是脑血管疾病患者常见的并发症，其持续时间长，病因较复杂，可能与脑卒中致脑干损伤有关，特别是与延髓损伤有关。临床上以气逆上冲，喉中呃呃连声，声短而频，难以自制为主要表现。中医学认为，卒中后呃逆属中风病与呃逆的合病，故治疗上以调畅气血、降逆化痰为原则。旋覆代赭汤是治疗嗳气呃逆的经典方剂之一，有降逆化痰、益气和胃之功效。中风患者长期卧床，久卧耗气伤血，脾失健运，胃气虚弱，引起消化功能异常而出现腹胀、食欲不振等症状。临床运用时在原方基础上，常加用当归、桃仁、红花、川芎等养血活血药物。另外医者也可辅以针灸推拿等传统疗法。"脾胃虚弱"为反流性食管炎发病基础，"胃虚气逆，升降失常"为反流性食管炎病机关键。由此可见，脾胃气机升降与上胃肠道动力密切相关。脾胃同居中焦，共为后天之本，气血生化之源。脾属太阴，其气象地；胃属阳明，其气象天。《黄帝内经》言："升已而降，降者谓天；降已而升，升者谓地。"故脾气宜升为健，胃气宜降为和。脾胃气机升降失常可导致一系列消化系统疾病的发生，而反流性食管炎的发病，直接与脾胃气机升降失常相关。胃主降，即指胃主受纳与降浊的功能。饮食入口，经胃纳磨腐熟，在胃气的通降作用下，进入小肠泌别清浊，其浊者再下输大肠，排出体外。此处胃可笼统理解为六腑。六腑以通为顺，其气以降为用，如《黄帝内经》中所言："六腑者，传化物而不藏，故实而不能满也。所以然者，水谷入口，则胃实而肠虚；食下，则肠实而胃虚。"这种满而不实的状态，与现代医学所言之消化道正常的节律性运动相吻合，也是胃主降的体现。然胃主降的前提，在于脾主升。脾主升，即指脾主运化与转输的功能。食入之水谷，皆因脾之运化，方为气血津液；又因脾之转输，乃可荣于五脏六腑、四肢百骸，

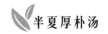

正所谓："脾者，土也，孤脏，以灌四傍者也。"故后天之气，未有不源于脾者，胃气亦然。若脾气虚，则胃气化源不足，推动乏力，消化道失其向下的运动趋势，则动力障碍随之发生。

西医学认为，消化道的节律运动是由各个平滑肌协调动作完成的，其舒缩所需的能量，即在脾气升清的过程中产生，故消化道节律运动的动力实来源于脾。由上可见，消化道节律运动失常，是胃失和降的体现，其根源则在于脾失升清。食管的功能是通过蠕动将食物团运进于胃中，其态中空，其气主降，故属胃所主。若胃气亏虚，失其推动通降之力，反而上逆，则出现嗳气、呃逆、恶心、呕吐、反酸等症，正如现代医学所言之抗反流屏障功能降低、食管廓清能力下降、胃十二指肠功能失常等一系列上胃肠道动力障碍，导致胃、十二指肠内容物反流入食管而引起食管黏膜损伤，发为反流性食管炎。而胃气上逆，受纳功能失常，又使脾运化乏源，进一步影响脾主升清的功能，加重脾胃虚弱。因此，"脾胃虚弱"为反流性食管炎发病基础、"胃虚气逆、升降失常"为病机关键，与现代医学所认识的上胃肠道动力障碍是反流性食管炎发病的主因相吻合，而旋覆代赭汤有效治疗反流性食管炎的关键在于对脾胃气机的调节。在旋覆代赭汤配伍特色的实验研究中，发现甘补组（即人参、炙甘草、大枣）或全方倍用甘补组（即加大甘补组药物的用量）在促进反流性食管炎大鼠食管受损黏膜修复、提高食管黏膜屏障功能、调节血浆及食管组织神经递质合成酶活力、改善食管组织的舒缩功能和干预炎症的中枢神经系统调节机制方面都明显优于他组，在"方证相应"理论指导下，进一步揭示了反流性食管炎的发病基础为脾胃虚弱、脾失升清。

旋覆代赭汤为《伤寒论》中治疗胃虚气逆之名方。方中旋覆花味苦而咸，能下气消痰、降逆除噫。代赭石味苦性寒，质重沉降，善镇冲逆。生姜既能辛散温通化饮，又能和中降逆；半夏既能辛开散结除痞，又能降逆和胃，二者虽辛温升散，但均俱降逆和胃之功，皆同俱升降之性，可谓升降相因。人参、炙甘草、大枣味甘主补益脾气，三者相合使脾虚得补，脾气健运，则脾之清气得升，胃之浊气得降。诸药相合，标本兼顾，升降兼施，共奏"益气和胃、调和中焦升降"之功。旋覆代赭汤全方用药顺应了脾胃气机升降的生理特点，可谓仲景运用"脾胃气机升降"理论组方配伍的典型代表。

七、麦门冬汤

《金匮要略·肺痿肺痈咳嗽上气病脉证治》云："火逆上气，咽喉不利，止逆下气，麦门冬汤主之。"麦门冬汤出自《金匮要略·肺痿肺痈咳嗽上气病脉证治》，该篇条文是根据肺痿、肺痈、咳嗽上气的病名顺序编排的。麦门冬汤证条文排在咳嗽上气中，紧随"咳而上气，喉中水鸡声，射干麻黄汤主之"之后，可见麦门冬汤原治上气应是确凿无疑的。何为上气？《证治准绳·杂病》云："上气者，盖气上而不下，升而不降，痞满膈中，气道奔迫，喘息有音是也。"显然，上气的概念就是哮喘，麦门冬汤所治的上气因"火逆"引起。所谓"火逆"乃指误用火法（如烧针、艾灸、火熏、熨背等）治疗所引起的多种变证。"火逆上气"是指因误用火法而导致的哮喘。火逆逼汗，耗气伤津，气阴两虚，肺气上逆，而致哮喘。阴虚火盛，津凝成痰，壅阻气道，故咽喉不利。

实验研究表明，麦门冬汤对呼吸道过敏有明显抑制作用。可通过抑制人中性细胞弹性蛋白酶所致的黏蛋白分泌过多以及

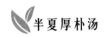

降低气道表面液体流动性（减少蛋白质、DNA 等含量）来提高气管黏膜纤毛转运速率，从而改善阻塞性肺部疾病。这一结果为麦门冬汤临床用于治疗慢性阻塞性肺部疾病（尤其是伴有黏痰者）提供了实验依据。

不知从何时起，麦门冬汤被移用于虚热肺痿，可能是因为仲景在《金匮要略》肺痿肺痈咳嗽上气篇论述了热在上焦，因咳为肺痿的病因病机，却未出治方之故。考肺痿之名，实以《金匮要略》为首创。《素问·痿论》虽曰："肺热叶焦，则皮毛虚弱急薄，著则生痿躄也"，但细究原文之意，并非论肺痿，而是因肺热叶焦导致的痿躄。《金匮要略》中的肺痿是指肺脏功能痿弱不用之病。或因汗、吐、利、下导致津液重亡；或由肺中冷所致；临床以咳吐浊唾涎沫为主症，甘草干姜汤为治虚寒肺痿之方；篇中虚热肺痿未给出方药，因麦门冬汤具有补益气阴、泻火降逆之效，与虚热肺痿的病机相符，故医家移花接木，将该方施用于阴虚肺痿之病。如近人陆渊雷《金匮要略今释》引《肘后方》云："麦门冬汤，治肺痿咳唾涎沫不止，咽喉燥而渴。"由于部分医家的移用，遂使麦门冬汤成为虚热肺痿的正治之方，亦为我们当今的教材所吸收。麦门冬汤能否治疗肺痿？在辨证论治的基础上，对于肺胃气阴两虚型肺痿，可以用麦门冬汤加减治疗。如《叶天士医案大全》记载："徐，肺痿，频吐涎沫，食物不下，并不渴饮，岂是实火，津液荡尽，二便日少。宗仲景甘药理胃，乃虚则补母，仍佐宣通脘间之扞格。人参、麦冬、熟半夏、生甘草、白粳米、南枣肉。"即是用麦门冬汤治肺痿例。

综上所述，麦门冬汤所治之病，仲景原文治上气，后世移用于治肺痿，遂使仲景之初衷淹而不彰，从该方药理和临床报道来看，上气和肺痿并不能偏废。病在于肺而关于胃。无论是上气，还是肺痿，病位都在肺，但与胃的关系非常密切。在经络上，《灵枢·经脉》云："肺手太阴之脉：起于中焦，下络大肠，还循胃口，上膈属肺。"在脏腑关系上，胃属土，肺属金，土能生金，诚如《医门法律》所言："凡肺病，有胃气则生，无胃气则死。胃气者，肺之母气也。"肺之气津皆来源于胃。在症状表现上，喉为肺之门户，咽为胃之门户，咽喉不利，肺胃之窍皆不畅。麦门冬汤之配伍特点亦体现了培土生金的治法。在仲景时代虽无药物归经说，但分析麦门冬汤组成可知，方中麦冬、人参、大枣、甘草、粳米五味药在《神农本草经》中皆记载味甘，而《素问·宣明五气》云："五味所入：酸入肝……甘入脾，是谓五入。"味甘则益脾胃，"虚则补其母"，培土以生金即补脾胃以益肺。方中载入大量甘味药正是体现了培土生金法在本方中应用的两个方面：一是益脾胃之气以补肺气；二是养胃阴以益肺阴。胃气生，气津充足，则肺有所养，虚火咳喘自平。方中重用麦门冬滋养肺胃之阴，清火逆之余热；半夏用量仅为麦冬七分之一，用以降逆化痰，与大量清润药相伍，既可制约其温燥之性，又可使诸药滋而不腻；人参、甘草、大枣、粳米益气养胃。诸药相配，可使虚火降，津液复，咳喘气逆等证除。由方中药物组成配伍可知，麦门冬汤证与胃关系密不可分。

麦门冬汤所主之证因火逆所致，火逆并非病机，而是指误用火法逼汗而致耗气伤津，气阴两虚，阴虚生痰，痰火互结。肺主肃降，胃以降为顺，肺胃气阴两虚，气逆于上，内生痰火亦随之上行，痰火搏结于上则咽喉不利。《成方便读》中云："夫肺与胃之气，皆以下行为顺，上行为逆，若肺胃阴伤，虚

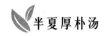 半夏厚朴汤

火内动，则气上逆矣。气上逆则痰涎随之，于是咽喉不利，所由来也。"《金匮要略心典》："火热夹饮致逆，为上气，为咽喉不利……"故本方病性为气阴两虚，痰火搏结。本方以咳喘、气短，咽干口燥，痰黏量少，咯吐不爽，舌质红，苔少，脉虚数为辨证要点。《金匮要略方义》中云："本方所治之证，乃由肺胃津亏，虚火上炎，气机逆上所致。其咽喉不利，一因肺胃阴伤不得濡润，一因虚火上炎灼津碍气之故。"肺主肃降，将自脾的气津输布全身。肺胃气阴两虚，气逆于上可见咳嗽、气短；咽喉系三阴交汇之处，为肺胃之门户，肺胃津液不足，虚火上烁，可见咽干口燥不利，咯吐不爽，痰黏量少；肺胃气阴两虚则舌红，苔少，脉虚数。

综上所述，麦门冬汤原治上气，而非肺痿。认清该方所主病证，抓住肺胃气阴两虚，痰火搏结的病机，适应证既可完全具备，亦可单独出现，认为扩大经方临床应用，贵在辨证，病机类同即可使用，为今后对经方临床新用拓宽思路。

第二章　临床药学基础

第一节　药证与方证

半夏厚朴汤由半夏、厚朴、茯苓、生姜、苏叶共五味药组成，以半夏用量最重，组方合理，配伍严谨，深受后世医家推崇。

一、半夏证

半夏为天南星科植物半夏的地下块茎，主产于四川、湖北、安徽、江苏、河南、浙江等地，以四川者所产者质量为好。半夏药材以个大、皮净、色白、质坚实，粉性足者为佳。《神农本草经》谓半夏主"伤寒，寒热心下坚，下气，喉咽肿痛，头眩，胸胀，咳逆肠鸣，止汗"。

半夏主治呕而不渴者，兼治咽痛、失音、咽喉异物感、咳喘、心下悸等证。呕有恶心、干呕、喜呕、胃反之分，均为半夏主治，但患者大多不渴。所谓的不渴，为口腔无明显干燥感，也没有明显的口渴感，甚至经常泛吐清稀的唾液或胃内水液，其舌面也可见湿润的黏腻的舌苔。相反，如果患者有严重的口渴感，或者舌面干燥无津，虽然有呕吐，也不宜使用半夏。呕，不仅仅是即时性的症状，应当将其看作是一种体质状态。

仲景有"呕家"的提法，是指某种经常出现恶心、呕吐等

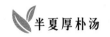

症状的体质。可见呕家易于出现半夏证。呕家的具体特征，张仲景没有详细解释，但据临床观察，一般如下：营养状况较好，目睛有光彩，肤色滋润或油腻，或黄黯，或有浮肿貌，但缺乏正常的光泽；形体不赢瘦，肥胖者居多。主诉较多而怪异，多疑多虑，易于精神紧张，情感丰富而变化起伏大，易于出现恶心感、咽喉异物感、黏痰等。脉象大多正常，或滑利。舌象多数正常，或舌苔偏厚，或干腻，或滑苔黏腻，或舌边有两条由细小唾液泡沫堆积而成的白线，或有齿痕舌。这种体质，称之为"半夏体质"。凡半夏体质患者的咽痛、失音、咽喉异物感、咳喘、心下悸等，均可使用半夏。其中咽喉异物感最有特点。"妇人咽中如有炙脔"，这是对咽喉异物感的形象描述。此外，胸闷、压迫感、堵塞感、痰黏感等，也可归于咽喉异物感。咽喉异物感常常导致恶心呕吐。这成为使用半夏的重要特征。从半夏主治及兼治的病证来看，具有两个特点：一是感觉异常样症状。半夏所主治的呕吐，本是一种异常的反射。半夏厚朴汤主治咽中如有炙脔，实无炙脔，纯属一种感觉异常。此外，麻木感、冷感、热感、堵塞感、重压感、痛感、痒感、悸动感、失去平衡感、恐怖感、音响感。由感觉异常导致的异常反射和行为，如恶心、呕吐、食欲异常、性欲异常、语言异常、睡眠异常、情感异常等，都有使用半夏的可能。二是咽喉部症状。恶心、呕吐、咽痛、失音、咽中如有炙脔等，均为咽喉部的症状。在精神紧张、抑郁、焦虑、恐惧时，以上症状极易出现。半夏与甘草均治咽痛，但甘草所治的咽痛以红肿干痛为主，而半夏所治的咽痛，咽喉常有异物感或黏痰、多恶心。半夏与干姜均治不渴而呕吐，舌苔多腻，但两者主治有上下之别，半夏主治以咽喉部的异物感，胸部的重压感为主，而干姜主治以呕吐涎水、腹泻呈水样便为主。

仲景用半夏有两个剂量段，大量（2升）主治呕吐不止，小量（半升）主治咳喘、失音、心悸、恶心等，或配麦冬。现代人有的认为小量（15g左右）止呕，中量（20～30g）催眠，大量（40g）止痛。

二、厚朴证

厚朴为木兰科植物厚朴或凹叶厚朴的树皮或根皮。我国四川、湖北、浙江、贵州、湖南等地均产厚朴，但以四川所产者质量为优。但湖北恩施地区所产的厚朴，断面深紫色，油足，香味浓，品质尤佳，故有紫厚朴、油厚朴之名。《神农本草经》谓厚朴主"中风，伤寒，头痛，寒热，惊悸，气血痹，死肌。"厚朴主治腹满、胸满，兼治咳喘、便秘。

腹满，即自觉腹部胀气，按之有抵抗感，如按捺橡胶气枕的感觉差不多，叩之有鼓声。嗳气或放屁以后，患者常常觉得轻松一些。《斗门方》记载，用厚朴放火上烘烤，然后蘸生姜汁再炙烤，直至焦黑，研细末，调服，可以治疗心腹胀满，还能止泻和治疗反胃。《博济方》有方用厚朴、甘草、苍术、陈皮为散，和生姜、红枣同煎，治疗脾胃气不和，不思饮食。这就是著名的平胃散。清代沈金鳌有香朴丸一方，用厚朴四钱，附子二钱，木香一钱，研末为丸，主治老人脾胃虚寒，气滞腹胀，食欲不振而恶寒者。清代的温病学家在治疗一些发热性疾病过程中的胸闷腹胀，常常使用厚朴，如和黄连同用为连朴汤，与苡仁、杏仁、白蔻仁同用为三仁汤。近代名医张锡纯介绍，他年轻时每午后3～7点腹胀，后单独嚼服厚朴2g后，两天即消失。现代名医岳美中先生治疗1例顽固性腹胀，自诉心下胀

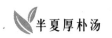

满，日夜有不适感，投《伤寒论》厚朴生姜半夏甘草人参汤原方，厚朴用 12g，两诊而愈。

胸满，即胸膈间有一种气塞满闷感，多伴有咽喉异物感、咳逆、气喘痰鸣等。胸满多伴有咳喘。厚朴大黄汤（厚朴、大黄、枳实）主治"支饮胸满"。支饮是一种古病名，其主要表现为"咳逆倚息，气短不得卧。其形如肿"，与现代所谓的支气管哮喘十分相似。所以，厚朴是可以治疗咳喘的。正如元代名医王好古所说，厚朴"主肺气胀满，膨而喘咳"。治疗咳喘的桂枝加厚朴杏子汤、厚朴麻黄汤，也必用厚朴。特别是咳喘兼有腹满便秘、舌苔厚、脉实而滑等症状者，效果尤为明显。但如果咳喘而大便溏薄，冷汗淋漓，头昏眼花、心悸脐跳、脉虚浮无力者，则厚朴就不适合了。从临床可见，胸满与腹满是难以截然划分的，两者常常同时出现。咳喘者常常腹胀而大便不通，腹胀饮食不化者又常常诱发咳喘，而导致胸满。

总之，厚朴是消胀除满药。《本草经疏》说得很全面："一切饮食停滞，气壅暴胀，与夫冷气、逆气，积年冷气入腹，肠鸣、虚吼，痰饮吐沫，胃冷呕逆，腹痛泄泻，及脾胃壮实之人偶感风寒，气实人误服参芪致成喘胀，诚为要药。"

厚朴大剂量用于治疗腹满。张仲景常用至半斤。如厚朴生姜半夏甘草人参汤中人参与厚朴的比例为 1∶8，如以一两为 3g 计算，则厚朴的剂量应达到 24g 为宜。而小剂量则用于治疗咳逆胸满、咽喉不利，量仅 2~4 两，方如桂枝加厚朴杏子汤。

三、茯苓证

茯苓为多孔菌科植物茯苓的干燥菌核，产地颇广，以云南所产者质量较佳，视为道地药材，称为云茯苓。《神农本草经》

谓茯苓主"胸胁逆气，忧恚惊邪恐悸，心下结痛，寒热烦满，咳逆，口焦舌干，利小便。"茯苓主治眩悸、口渴而小便不利者。

眩，其义有二，一为眩晕，指患者出现旋转感、上下或左右晃动感、倾斜感、地动感、如坐舟中感等，多伴有恶心呕吐；一为幻觉，因眩古时候又读作 huan，通"幻"，所以目眩还有视物怪异感、恐怖感、恍惚感等，多伴有惊悸、多噩梦等。

悸，指跳动，如心慌、心悸、脐腹动悸、肌肉跳动等。眩悸者，常常伴有心神不安、多梦易惊、恍惚健忘等精神神经症状。

茯苓尚治口渴及小便不利。其渴感并不严重，唯口内少津而思饮，虽饮而不多，多饮则觉得胸腹胀满而短气。或口渴与呕吐并见。所谓小便不利，即小便的量、排尿次数等发生异常，如小便量少，尿次减少或小便不畅，出现尿痛、尿急等症状，并可伴有浮肿。小便次数不多且量少，同时大便多溏薄或如水样，或虽便秘而先干后溏。患者常见浮肿，或浮肿貌。使用茯苓，可不问体形胖瘦，但须察舌。其人舌体多胖大，边有齿痕，舌面较湿润，一般称之为"茯苓舌"，胖人舌体大，固然多茯苓证，瘦人见舌体胖大者，茯苓证更多见。其舌有齿痕，舌体胖大伴有浮肿、腹泻者多为五苓散证、苓桂术甘汤证；舌体瘦小而有齿痕，伴有腹胀、失眠、咽喉异物感者，多为半夏厚朴汤证。

茯苓证与白术证颇多相似之处，故仲景使用茯苓多与白术同用。所不同之处，白术重在治渴，而茯苓重在治悸。故前人称白术能健脾生津，而茯苓则能安神利水。

仲景使用茯苓多入复方。配半夏治眩悸，配白术治疗口渴，配猪苓、泽泻治疗小便不利，配桂枝、甘草治疗脐下悸。仲景

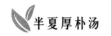

使用茯苓，汤剂量较大，尤其是用于心悸、口渴吐水以及四肢肿等，如茯苓桂枝甘草大枣汤用至半斤，茯苓泽泻汤也用至半斤，防己茯苓汤则用至 6 两。而用于散剂，则用量甚小。

四、生姜证

生姜为姜科植物姜的新鲜根茎。《神农本草经》谓："去臭气，通神明。"

生姜主治恶心呕吐。因其干燥后即为干姜，故干姜主治的多涎唾而不渴，同样适用于生姜。生姜所主治的恶心呕吐，多伴有口内多稀涎，或吐出清水，患者口不干渴，甚至腹中有水声辘辘，就如《伤寒论》生姜泻心汤条下所谓的"胁下有水气，腹中雷鸣"。恶心呕吐可出现在许多疾病过程中。能食者有之，不能食者也有之；腹痛者有之，心下痞者有之；发热者有之，往来寒热者有之；脉微下利者有之，脉弱悸动者有之；强壮者有之，柔弱者也有之。所以，生姜的使用，很少单独应用，仲景配伍很多。生姜配桂枝健胃止痛，心悸羸瘦而胸腹痛者多用之。配半夏止呕，吐水者多用之。配橘皮亦止呕，对嗳气腹胀者宜之。配厚朴除满，恶心腹胀满者用之。配吴茱萸止痛，腹痛、头痛而吐涎沫者多用之。配大枣理虚和胃，一可增加食欲，以恢复体力，如桂枝汤类方必用姜枣；二可防止苦药败胃，故仲景方中用之甚频，不仅用于有黄连黄芩的三个泻心汤，而且泻下剂的大柴胡汤及厚朴七物汤，姜枣依然不忌。

生姜的用量，凡专用于呕吐者，量宜大，仲景常用五两至半斤；若用于健胃理虚，则常用三两；若用于治疗腹痛热利或黄疸，则仅用二两以下。如麻黄连翘赤小豆汤用二两，黄芩加半夏生姜汤用一两半。

生姜与干姜虽同属一物，但使用上稍有不同。生姜偏于呕吐，干姜偏于腹泻，两者有上下不同；生姜可发汗，如民间对冒雨受寒者，常饮用生姜汤，可一汗而解；干姜可化饮，如干姜配合五味子、细辛，对于咳嗽气喘，痰多清稀如水者，也常取消甚速，两者又有散守之殊。

五、苏叶证

苏叶为唇形科植物紫苏的干燥嫩枝及叶。《本草纲目》上说紫苏："行气宽中，清痰利肺，和血，温中，止痛，定喘。"《名医别录》上说紫苏："主下气，除寒中。"苏叶的主要功效为解表散寒，行气和胃。用于治感冒风寒，恶寒发热，咳嗽，气喘，胸腹胀满，胎动不安，并能解鱼蟹毒。《本草纲目》："紫苏，近世要药也。其味辛，入气分，其色紫，入血分。故同橘皮、砂仁，则行气安胎；同藿香、乌药，则温中止痛；同香附、麻黄，则发汗解肌；同川芎、当归，则和血、散血；同木瓜、厚朴，则散湿解暑，治霍乱脚气；同桔梗、枳壳，则利膈宽肠；同杏仁、莱菔子，则消痰定喘。"《本草汇言》："紫苏，散寒气，清肺气，宽中气，安胎气，下结气，化痰气，乃治气之神药也。一物有三用焉：如伤风伤寒，头疼骨痛，恶寒发热，肢节不利，或脚气疝气，邪郁在表者，苏叶可以散邪而解表；气郁结而中满痞塞，胸膈不利，或胎气上逼，腹胁胀痛者，苏梗可以顺气而宽中；或上气喘逆，苏子可以定喘而下气。痰火奔迫，苏子可以降火而清痰，三者所用不同，法当详之。"《药品化义》："紫苏叶，为发生之物。辛温能散，气薄能通，味薄发泄，专解肌发表，疗伤风伤寒，及疟疾初起，外感霍乱，湿热脚气，凡属表证，放邪气出路之要药也。丹溪治春分后湿

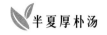

热病，头痛身热，脊强目痛，鼻干口渴，每以此同葛根、白芷，入六神通解散，助其威风，发汗解肌，其病如扫。取其辛香，以治抑郁之气，停滞胸膈，入分心气饮，开心胸郁热神妙。如寒滞腹痛，火滞痢疾，湿滞泄泻，少佐二、三分，从内略为疏表解肌最为妥当。参苏饮治虚人感冒风寒，方中一补一散，良有深意。如不遵其义，减去人参，或服之不应，或邪未散而正气先虚。"《本草乘雅半偈》云："（紫苏）致新推陈之宣剂、轻剂也。故主气下者，可使之宣发；气上者，可使之宣摄。叶则偏于宣散，茎则偏于宣通，子则兼而有之，而性稍缓。"《长沙药解》云："苏叶辛散之性，善破凝寒而下冲逆，扩胸腹而消胀满，故能治胸中瘀结之证而通经达脉，发散风寒，双解中外之药也。"《本草正义》云："紫苏，芳香气烈。外开皮毛，泄肺气而通腠理；上则通鼻塞，清头目，为风寒外感灵药；中则开胸膈，醒脾胃，宣化痰饮，解郁结而利气滞。今人恒以茎、叶、子三者分主个证。盖此物产地不同，形状亦别，多叶者其茎亦细，而茎秆大者，则叶又少，故分析辨治，尤为精切。叶本轻扬，则风寒外感用之，疏散肺闭，宣通肌表，泄风化邪，最为敏捷。茎则质坚，虽亦中空，而近根处伟大丰厚，巨者径寸，则开泄里气用之，解结止痛，降逆定喘，开胃醒脾，固与开泄外感之旨不同。而子则滑利直下，降气消痰、止嗽润肺，又是别有意味。此今人选药之密，已与宋金元明不同，不可谓非药物学之进境者。"

本品能发散表寒、开宣肺气，可与生姜同用。兼有咳嗽者，常配伍杏仁、前胡等，如杏苏散；若兼有气滞胸闷者，多配伍香附、陈皮等，用于脾胃气滞、胸闷、呕吐之证。本品具有行气宽中，和胃止呕功效。偏寒者，每与藿香同用；偏热者，可与黄连同用。偏气滞痰结者，常与半夏、厚朴同用。又用于妊娠呕吐，胸腹满闷，常与陈皮、砂仁配伍，以加强其止呕、安胎的效果。用于进食鱼蟹而引起的腹痛、吐泻，单用或配生姜、白芷煎服。

第二节 主要药物临床药理学

一、半夏

半夏是一种常用中药，早在西汉《五十二病方》中就见作药用，《神农本草经》列为下品，我国人民使用半夏治病的历史至少已有 2000 多年，至今仍为广大中医所广泛使用。

半夏之名见于《礼记·月令》，云："五月半夏生，盖当夏之半，故名。"还见于《急就篇》颜师古注："半夏，五月苗始生，居夏之半，故为名也。"古代本草对半夏名称的解释也多沿用此解释，但这种解释与半夏生长的物候期不相符合。宋代《图经本草》曰："半夏二月生苗……五月、八月内采根。"从半夏的物候期看，《图经本草》的描述基本上是正确的。在我国黄河以南，半夏通常在农历二月或三月上旬出苗，五月中、下旬至六月上旬，气温超过 30℃ 以上时，地上部分植株枯萎（俗称"倒苗"），待七八月份气候稍转凉时，重新出苗生长，九、十月份当气温低于 15℃ 时，半夏再次倒苗。半夏两次倒苗后，可以采收地下块茎，加工后供药用。因此，《礼记·月令》中说的"五月半夏生"，可理解为五、六月半夏倒苗后，可以采收，就有新的半夏药材上市，此时，正当夏之半，而不是"五月苗始生"。半夏的名称当解释为：五六月半夏产新，盖当

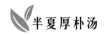

夏之半，故名。

关于半夏的品质要求，梁·陶弘景首先提出"以肉白者为佳，不厌陈久。"《唐本草》注："半夏所在皆有，生平泽中者名羊眼半夏，圆白为胜。"《图经本草》又说："五月采者虚小，八月采者实大，然以圆白陈久者为佳，其平泽生者甚小，名羊眼半夏。"从上述引文中可以看出古代对半夏的品质要求以个大、圆整、色白、陈久者为佳，与现代半夏商品要求个大、皮净色白、质坚实、粉性足者为佳，基本一致。陶弘景最早记载半夏"生槐里川谷"，槐里即今陕西南郑县。又说："槐里属扶风，今第一出青州，吴中亦有，以肉白者为佳，不厌陈久。"扶风即今陕西关中一带，青州为古九州之一，即今山东济南及胶东一带，吴即今苏南一带。从上述引文可知，半夏的主产地，最早在陕西关中地区，后移至山东、江南。宋《图经本草》说："半夏今在处有之，以齐州者为佳……其平泽生者甚小，名羊眼半夏。"书中并刊"齐州半夏"图二幅。明代刘文泰等在《本草品汇精要》的"地道"项下亦写明"齐州"，并也刊"齐州半夏"图，宋、明两代均以"齐州半夏"为地道，其个体较生平泽的"羊眼半夏"大，查齐州即今山东历城县一带。《中国地道药材》称：半夏历史上以齐州、湖北所产为地道，近代以河南、山东、江苏等省所产为地道。综上所述，半夏在唐代以前，以陕西关中一带为主产区，后来逐渐移至山东，宋、明代则以山东的"齐州半夏"为地道，明代以后又扩展为河南、山东、江苏产的为地道。

《神农本草经》云："半夏，味辛，平。主伤寒寒热，心下坚，下气，喉咽肿痛，头眩胸胀，咳逆肠鸣，止汗。一名地文，一名水玉。生川谷。"《证类本草》卷第十云："半夏……生令人吐，熟令人下。用之汤洗令滑尽。一名守田，一名地文，一名水玉，一名示姑。"《吴普本草·草木类》云："半夏《御览》卷九百九十二一名和姑。生微邱，或生野中。叶三三相偶，二月始生，白华园上。"《本草纲目拾遗》卷五："仙半夏…相传制法系仙人所传，故曰仙半夏。"半夏为天南星科植物半夏的干燥块茎。主产于湖北、四川、安徽等地。有水旱两种，因水半夏块茎与半夏不同，故多习用旱半夏。旱半夏以河南信阳质量为佳，其辛、温，有毒。归肺、脾、胃经。有燥湿化痰，降逆止呕，消痞散结之效；外用可消肿止痛。

此外，仲景用半夏为生半夏而非半夏炮制品之论据有三。其一，清代张锡纯所用半夏均为生半夏，疗效甚佳。其指出"半夏……凡味辛之至者，皆禀秋金收降之性，故力能下达，为降胃安冲之主药……唯药房因其有毒，皆用白矾水煮之，相制太过，毫无辛味，转多矾味，令人呕吐……若以止呕吐及吐血、衄血，殊为非宜。愚治此等证，必用微温之水淘洗数次，然后用之。"其二，清代陈修园在《神农本草经读》白术条文下有云"白术，此为脾之正药……今人炒燥、炒黑、土蒸、水漂等制，大失经旨。"从此条文可得知古代的药一般不制。此外，据炮制法产生年代可知，炮制法在汉代还未流行。综上，仲景半夏泻心汤中所用半夏当为生半夏。

二、厚朴

张仲景在《伤寒论》和《金匮要略》中，有 15 首方剂使用厚朴，并有 6 首方剂以厚朴冠名。现行高等医药院校教材《中药学》谓厚朴的功效为行气、燥湿、消积、平喘，而仲景对厚朴的运用较为广泛，将其归纳，有以下几个方面的功效。

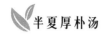

1. 宣肺解表

厚朴性味辛、苦、温，具有宣散肺气、解表达邪功效，适用于风寒表证。《金匮要略》中厚朴麻黄汤主治"咳而脉浮"，其病机为风寒束表、寒饮阻肺，方中厚朴与麻黄相配乃求其宣肺解表功效。故《医宗金鉴》注曰：本方"主之厚朴者，以散外邪为主也。"尤怡曰："厚朴辛温，亦能助表。"再有厚朴七物汤主治里积腹满兼中风表证，其中厚朴与桂枝相配乃取其辛温解表功效。笔者每用厚朴与防风、荆芥、羌活等辛温解表药组方治疗头痛、恶寒、鼻塞、流清涕等风寒型感冒，疗效特佳。

2. 降逆平喘

厚朴不但能宣散肺气，更能肃降肺气，起到降逆平喘功效，常用于肺逆气喘证。《伤寒论》第 19 条曰："喘家作，桂枝汤加厚朴、杏子佳。"其病机为素有喘咳之人，因风邪外袭而迫于肺，致肺寒气逆而喘息复发。方中以桂枝汤解肌祛风、调和营卫，治太阳中风表证；厚朴配杏仁降逆平喘、下气消痰，治气逆作喘。故《汤液本草》亦谓厚朴有"治肺气胀满，膨而喘咳"功效。

3. 行气消胀

《伤寒论》栀子厚朴汤主治"伤寒下后，心烦腹满，卧起不安"，其病机为误下致热留胸膈，气滞于腹。方中栀子清胸膈之热以除心烦，厚朴配枳实行气消胀以除腹满。厚朴生姜半夏甘草人参汤主治脾虚气滞所致的腹胀，乃消补兼施方法。方中厚朴配生姜行气除胀，半夏开结降逆，人参、甘草补益脾胃，以求补而不壅、消而无伤的最佳疗效。综观仲景治疗腹胀的方剂，基本上以厚朴为主组方。目前临床也以厚朴为行气消胀的首选药味。

4. 利咽散结

《金匮要略》半夏厚朴汤主治"妇人咽中如有炙脔"，"炙脔"现称"梅核气"。病因为七情郁结、气失调畅而不能运布津液，津凝成痰，痰气交结于咽喉所致。表现为自觉咽中梗阻，有异物感，咯之不出，吞之不下，但饮食无碍。方中厚朴利咽散结，半夏、生姜、茯苓化痰降逆，苏叶宣气解郁，合用使气顺痰消，结散病除。有研究证实，厚朴中含有厚朴箭毒碱能使参与吞咽运动的运动神经末梢麻痹，引起参与吞咽运动的肌肉松弛，从而减轻或消除咽部异物感。

5. 开闭止痛

厚朴不但能疏理胃肠滞气，更能对肠腑闭阻、大便不通之证起到开闭止痛作用，这是一般行气药诸如陈皮、佛手、木香、香附等所不具备的功效。厚朴的通腑开闭，仲景每与大黄合用，并选用枳实助之。诸如厚朴三物汤主"痛而闭者"，大承气汤治腹满便秘等。并且，对于因食积日久引起的胃肠气滞不通，仲景也用大承气汤下之，其中的厚朴则有消食开闭的功效。麻仁丸主治燥热内盛型便秘，内用厚朴是取其开闭通腑的功效。

6. 通痹宽胸

《金匮要略》枳实薤白桂枝汤主治"胸痹心中痞气，气结在胸，胸满，胁下逆抢心"。病由胸阳不振、痰浊痹阻所致。方中枳实理气除满，桂枝、薤白通阳宣痹，栝蒌化痰开结，而厚朴则能通痹宽胸。厚朴治疗痰浊痹阻型心动过缓的功效，已被现代医学所证实。有学者认为，厚朴箭毒碱有降压作用，降压时反射性地引起呼吸兴奋、心率增加，从而使心脏供氧增加，

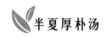

心脏功能改善。临床证实，对一些气虚型的胸痹患者，在投用人参汤为主方药时加用厚朴每能增加疗效。

7. 燥湿行饮

厚朴苦燥辛散，长于燥湿行饮。《药性论》曰其能"除痰饮，去结水"。仲景用厚朴大黄汤主治"支饮胸满"，是取其燥湿行饮功效。临床常用五皮饮加厚朴15g治疗妇女特发性水肿，有效好疗效。对幽门不全梗阻，证见胃脘痞满有振水音，恶心呕吐，舌苔白腻，舌质淡，脉细滑的饮停中焦患者，临床常用苓桂术甘汤加厚朴15g等亦能增加疗效。而对输尿管结石引起的肾积水，临床常在利尿排石的基础上，重用厚朴20～30g，有利于结石的排出。

三、茯苓

茯苓，始载于《五十二病方》，称"服零"，用于治疗"乾骚（瘙）"，茯苓的名称最早见于《神农本草经》，被列为上品。

东汉《伤寒杂病论》中有"茯苓白术甘草汤""五苓散"等方中用茯苓，而没有茯神入药的记载。东汉《中藏经》卷六首次记载了以茯苓皮入药的"五皮散"。魏晋时期的《吴普本草》中延续了《神农本草经》的记载。可见早期茯苓一般以整体入药，直至东晋时才有了茯苓和茯神之分，如《肘后方》中有多个方剂用茯苓，而"治卒得惊邪恍惚方"等方剂中用茯神；《小品方》中的"温中当归汤""流水汤""人参汤"等多个方中用茯苓、"薰草汤"中用茯神。至南北朝，梁代陶弘景的《本草经集注》中对茯神做了详细的阐述，并肯定了茯神的药用价值："其有抱根者，名茯神……《仙方》唯云茯苓而无茯神，为疗既同，用之亦应无嫌"，又云："外皮黑细皱，内坚白，形如鸟兽龟鳖者，良……白色者补，赤色者利，世用甚多。"这是对白茯苓、赤茯苓的最早记载，也初步说明了白茯苓、赤茯苓在功效上的差别。陶氏在整理《名医别录》时根据茯神与茯苓功效的差异而将二者分列为两药。

唐代的《新修本草》延续了《本草经集注》的记载，《备急千金要方》云："茯苓、芍药，补药须白者，泻药唯赤者。"进一步说明了白、赤茯苓功效上的差异。其中收载的如"七子散"用茯苓，"五香散"用白茯苓，"褚澄汉防己煮散"用赤茯苓，"地黄煎"用茯神；在《千金翼方》中收载的如："荡胞汤"用茯苓，"茯神汤"用茯神、茯苓，"耆婆大士治人五脏六腑内万病及补益长年不老方"用白茯苓。此外，《药性论》云："茯苓能开胃，止呕逆，安心神，主肺痿痰壅，并小儿惊痫，疗心腹胀满，妇人热淋，赤者破结气。"茯神"主惊痫安神定志，补劳乏，心下急痛坚满，人虚而小肠不利，加而用之"。还首次记载了后世所称"茯神木"的功效："其心名黄松节，治中偏风，口面㖞斜，毒风，筋挛不语，心神惊掣，虚而健忘。"可见在唐代，随着人们对白茯苓、赤茯苓、茯神、茯神木功效差别的认识的，在用药时已经有所区分。

至宋代，《开宝本草》《图经本草》中明确记载了茯苓"肉有赤、白二种"。在《太平圣惠方》中收载了多个用茯苓类药材的方剂。如卷第三中，"补肝白茯苓散"方中用白茯苓，"泻肝前胡散"方中用赤茯苓，"麦门冬散"方中用茯神。《太平惠民和剂局方》中白茯苓、赤茯苓、茯神、茯苓皮也都被应用。如五苓散方中用赤茯苓，而汉代《伤寒杂病论》中的五苓散方中用茯苓，反映了人们对赤茯苓功效的认识有所加深。在《嘉祐本草》《大观本草》中，茯神都是茯苓项下的附药，并未单

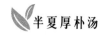

列，在《绍兴本草》中，茯苓、茯神已分列为两药，在《宝庆本草折衷》中，不但收录了白茯苓，还新分列赤茯苓、茯神两药，其中茯神的功效为：行水，益心脾。同时附有茯苓的中心木梗（黄松节、松节黄），对其功效的认识进一步明确。在《三因极一病证方论》中首次收载了以茯神中心木入药的方剂"松节散"。

金代张元素认为，茯苓"医（言）赤泻白补，上古无此说"，其弟子李杲总结了茯神、白茯苓、赤茯苓的功效主治，云："茯神宁心益智，除惊悸之病。白茯苓补虚劳，多在心脾之有眚；赤茯苓破结血，独利水道以无毒。"同时从法象药理的角度认为："白者入壬癸（膀胱、肾），赤者入丙丁（小肠、心）。"这两种观点遭到了后世李时珍的反对，《本草纲目》云："时珍则谓茯苓、茯神，只当云赤入血分，白入气分，各从其类，如牡丹、芍药之义，不当以丙丁、壬癸分也，若以丙丁、壬癸分，则白茯神不能治心病，赤茯苓不能入膀胱矣。张元素不分赤白之说，于理欠通。"元代的《汤液本草》进一步阐明了白、赤茯苓的归经："白者，入手太阴经，足太阳经、少阳经；赤者入足太阴经，手太阳经、少阴经。"

至明代，《本草集要》在"白色者补，赤色者利"的基础上又云："赤者破结气，如小便多及汗多、阴虚者不宜服。"《本草蒙筌》则对茯苓类药材的归经、功效进行了归纳："赤茯苓入心脾小肠，属己丙丁，泻利专主；白茯苓入膀胱、肺、肾，属辛壬癸，补益兼能。"茯神"志理心经，善补心气。止恍惚惊悸，除恚怒健忘。心木名黄松节载经，偏风致口㖞僻治验"。李时珍在《本草纲目》中收载了茯苓皮，更加明确其主治"水肿肤胀，开水道，开腠理"。《神农本草经疏》对比了白、赤茯苓的功效、茯苓与茯神的功效，云："白者入气分，赤者入血分，补心益脾，白优于赤，通利小肠，专除湿热，赤亦胜白""茯苓入脾肾之用多，茯神入心之用多"。

清代的医家多引述前人文献，较少创新，但《本草述》中对比了茯神和茯苓安神补心的功效，言："茯神、茯苓俱补心，然而亦有异者。茯苓……而于安神者为最……茯神固亦导气。第其补心气似专于苓……于安神似当逊于苓矣。"《本草求原》阐述了其功效的机理，云茯苓"白者入肺脾兼心气分，主补阴；赤者入心胃小肠膀胱血分，主泻血分湿热，破结气，利窍行水"。茯神"降肺阴入心生血，故补心血，安神更胜"。

四、生姜

生姜是临床上常用的一味中药，为姜科植物姜的栽培品种菜姜的新鲜根茎。生姜始见于《神农本草经》，谓："味辛温，主胸满，咳逆上气，温中止血出汗，逐风湿痹，肠澼下利，生者尤良，久服去臭气，通神明，生川谷。"《现代中药学大辞典》云："生姜味辛，性温；归肺、胃、脾经；功效为发散风寒，温中止呕，化痰解毒。"《伤寒论》共有113首方剂，其中35首方用到生姜，用至三两者有20方，四两者有2方，五两者有3方，六两者有1方，八两者有2方，其他的有7方，可见生姜在经方中具有重要的作用。

在《伤寒论》中，生姜因用量的不同会有不同的功效，分析如下。

1. 三两方——调和营卫，发汗祛邪，和胃止呕

《伤寒论》中生姜用至三两的方剂有20首，主要功效有调和营卫、发汗解表、和胃止呕。调和营卫是治疗伤寒表虚证和

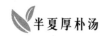

营卫不和证的重要治法，均可用桂枝汤来治疗。方中桂枝解肌祛风，芍药养阴和营，生姜助桂枝解肌以调卫气，大枣助芍药以和营。两组药对共奏调和营卫之功。若以治疗半表半里之邪来看小柴胡汤，柴胡、生姜可以称为"表药"，黄芩、半夏、人参、大枣、炙甘草为"里药"，柴胡合黄芩和解表里邪，生姜并大枣调卫和营，共助柴胡以祛表邪。

　　汗法在《伤寒论》中应用范围广泛，根据生姜在其中所发挥的作用，大致可以分为三类。第一类是治疗伤寒表实证，以大青龙为代表方，方中麻黄、生姜同用发汗解表。第二类为小发汗，治疗外邪内饮证，代表方有桂枝去桂加茯苓白术汤、真武汤等，方中单用生姜辛温发汗祛除余留的外邪。第三类是发汗祛湿，代表方桂枝附子汤或桂枝去桂加白术汤，生姜配伍附、桂或附、术，助阳以解在表之湿邪。

　　生姜药食同源，具有和胃止呕的功效。如在桂枝汤中治疗"干呕"，小柴胡汤中治疗"默默不欲饮食、喜呕"，葛根加半夏汤中治疗"但呕者"，理中汤的加减法中"吐多者，去术加生姜三两"等。针对这些"呕"症，许多医家认为这是生姜发挥降逆止呕的作用，但笔者认为生姜用量在三两时，强壮胃气是它的主要作用。治病求于本，因"胃气虚"而发生的呕吐，不可见"呕"而止，应从健胃和胃入手，胃气得复，则呕吐之症自除。另外一类是直接应用其健脾和胃的功效，如小建中汤健脾和胃，脾胃强健则（脘）腹痛除。

　　2. 四两方——温通血脉，化饮消痞

　　《伤寒论》中生姜用至四两的有两方，桂枝新加汤和生姜泻心汤。《伤寒论》第62条云："发汗后，身疼痛，脉沉迟者，桂枝加芍药生姜各一两人参三两新加汤主之。"本证为因发汗太过导致阴液损伤，无以养肌腠，出现"不荣则痛"的疼痛。方中重用芍药以养阴，加人参以益气生津，重用生姜一则温阳助气，二则生姜走而不守，推动气血运行，两种功效配合以温通血脉。《伤寒论》中生姜泻心汤是唯一一首以生姜作为方名的方剂，治疗"胃中不和，心下痞硬，干噫食臭，胁下有水气，腹中雷鸣下利"的水气痞。本证病位在胃及胁下，为中阳不足、脾不运化、水湿停滞所致，重用生姜宣发中阳、辛散水饮，与半夏配伍，增强消痞化饮的功效。

3. 五两方——降逆止呕

生姜用到五两，降逆止呕为其主要的功效，应用方有大柴胡汤、旋覆代赭汤及栀子生姜豉汤。《伤寒论》云："呕不止，心下急，郁郁微烦者，为未解也，与大柴胡汤下之则愈。""伤寒发汗，若吐，若下，解后，心下痞硬，噫气不除者，旋覆代赭汤主之。""若呕者，栀子生姜豉汤主之。"从三条原文"呕不止""噫气不除""呕者"等症状可以看出三证均以气机上逆为主证之一。大柴胡汤中生姜配伍半夏降逆止呕；旋覆代赭汤中生姜配伍旋覆花、代赭石降逆下气；栀子生姜豉汤中以栀子宣发郁热，应用生姜降逆上升之热，从而降逆止呕。

4. 六两以上方——宣散通阳

生姜用到六两以上则有宣散和通阳两种作用。厚朴生姜半夏甘草人参汤主治"发汗后，腹胀"，胀满为脾运失健，气机斡旋失常，水谷运化不利所致。方中厚朴消胀除满，重用生姜和半夏宣散滞气水饮，人参、甘草补益脾胃，病因得消，胀满得除。吴茱萸汤主治"吐利，手足逆，烦躁欲死"，当归四逆加吴茱萸生姜汤治疗当归四逆汤主症合"人内有久寒"者，两

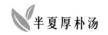
方中的生姜以温中通阳散寒为主。两方中虽有温阳散寒之品，但生姜一则增强温阳之力，二则重用有宣散之力，使温阳之药流通全身以祛寒。

生姜的用量除上述之外，其他剂量也有应用。麻黄连翘赤小豆汤主治外有寒邪内有湿热，生姜用二两以发汗祛邪，防其辛温而助湿热。桂枝二麻黄一汤、桂枝麻黄各半汤、桂枝二越婢一汤、柴胡桂枝汤是在单方的基础上发展而来，所以其中生姜的用量不同，其用法可参照原单方。

综上，《伤寒论》中生姜的剂量与功效存在一定的量效关系，三两方多用于调和营卫、发汗祛邪、和胃止呕；四两方用于温通血脉、化饮消痞；五两方用于降逆止呕；六两以上方用于宣散通阳。但我们也应该清醒地认识到，这种应用方式并非孤立存在，如三两时生姜也有一定的化饮作用，五两时也有和胃作用。这种剂量之间的相关性也是药物多功效的基础，临床中应对这种量效关系加以重视，以提高临床疗效。

五、苏叶

紫苏是唇形科紫苏属植物，其叶、梗、果实均可入药。一般认为，紫苏叶味辛，入肺、脾经，具有解表散寒、宣肺化痰、行气和中、安胎、解鱼蟹毒的功效。归经理论是中药药性理论的重要组成，用以阐明某些药物对某一或某些脏腑、经络病变所发挥的主要作用。黄元御根据临证经验，认为苏叶味辛，独入手太阴肺经。苏叶的辛散之性，既可降冲逆而祛浊，又可消凝滞而散结。有同样观点的如《药品化义》谓："紫苏叶，为发生之物，辛温能散，气薄能通，味薄发泄，专解肌发表，疗伤风伤寒，及疟疾初起，外感霍乱，湿热脚气，凡属表证，放邪气出路之要药也。"现代药理研究证实，挥发油是苏叶中主要的化学活性成分，苏叶具有特异的香气，并可作香辛料主要是因其含有挥发油。气相色谱－质谱（GC－MS）法分离鉴定出苏叶的挥发油中含有 76 种组分，其中含量较高的有紫苏醛（Peril－laaldehyde）、柠檬烯（limonene）和 β－丁香烯（β－caryo－phyllene），还含有一些烷烃类、酯类及多环杂烯类等化合物。所以苏叶的辛散之性，有现代的科学理论所依。通经达脉，发散风寒。苏叶的辛散之性，可疏表解肌、祛散外邪，历代诸多医书有很多这样的用法，留下很多传世的方剂，如《证治汇补》川芎饮，配伍前胡、桔梗、陈皮等治疗感受风邪、恶寒发热、胸满头痛者；《世医得效方》二香散，配伍陈皮、香薷、厚朴等用治四时感冒、恶寒发热、头痛鼻塞、吐利腹痛者。黄元御在《四圣心源》中屡用苏叶配伍生姜或浮萍解表，如治疗伤风和夠喘的紫苏姜苓汤，治疗鼻塞声重、语言不清的苓泽姜苏汤等，均是此种用法。究之原因，乃苏叶辛散，入肺经之故。

　　现代药理研究表明，紫苏叶具有抑菌、抗病毒的作用，对金黄色葡萄球菌的抑制作用最强。因此，苏叶通经达脉、发散风寒的作用就不难理解了，且能降逆去浊，行滞散结。黄元御认为，苏叶的辛散之性，不仅体现在苏叶的解表作用上，更重要的是苏叶通过辛散之性，既善破凝寒而下冲逆，又可扩胸腹而消胀满。苏叶入手太阴肺经而具辛散之性。《素问·六节藏象论》说："肺者，气之本。"肺主宗气，功能走息道，司呼吸，贯心脉而行气血，肺通过宗气而起到主一身之气的作用。若宗气不足，则易出现肺气虚弱、呼吸微弱、血行瘀滞等症。肺气的宣发和肃降作用协调，使呼吸和畅，津液水谷得以滋养

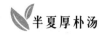

脏腑皮毛。若肺气虚弱，则水津不布，痰饮内生，咳喘并作，出现呼吸不畅、咳嗽喘息、胸闷痰饮、咽中如有炙脔等症状。苏叶能行能散，即可宣肺平喘，降气消痰。最典型的用法，如《金匮要略》半夏厚朴汤，用之治妇人咽中如有炙脔，黄元御认为"以其降浊而散滞也"。苏叶还可消痈肿、安损伤、止失血、解鱼蟹毒。现代药理研究表明，苏叶消痈肿、安损伤、止失血的作用与苏叶改善血液流变学、降血脂等有关，而解鱼蟹毒可能与苏叶的抗过敏作用有关，苏叶提取物能不同程度抑制透明质酸酶活性，抑制组胺引起的毛细血管通透性增加。

苏叶是我国常用的传统中药材，具有广泛而重要的药理活性。能独入肺经，辛散而通泄，既可通经达脉，发散风寒，又能降逆去浊，行滞散结。

第三节 功效与主治

半夏厚朴汤是临床上运用广泛的经典方剂，出自《金匮要略·妇人杂病脉证并治》篇，其曰："妇人咽中如有炙脔，半夏厚朴汤主之。"该方由半夏、厚朴、紫苏、茯苓、生姜组成，具有行气化痰、降逆散结之功，后世广泛用于治疗肝气郁结、痰阻气滞之"梅核气"，但实际临床运用中有的"梅核气"用之疗效很好，效如桴鼓，有的用之效果欠佳，甚至无效。现代许多医家在临床中发现其对看似和"梅核气"不相关的其他疾病反而有好的疗效，如胃病、食管病、慢性咳嗽等。

传统认为半夏厚朴汤的组方原理如《医宗金鉴》所述："梅核气此病得于七情郁气，凝涎而生，故用半夏、厚朴、生姜，辛以散结，苦以降逆；茯苓佐半夏，以利饮行涎；紫苏芳香，以宣通郁气，俾气舒涎去，病自愈矣，此证男人亦有，不独妇人也。"亦如曹颖甫所著《金匮发微》中认为"方用姜、夏以去痰，厚朴以宽胸膈，苏叶以升肺，茯苓以泄湿，务令上膈气宽，湿浊下降，则咽中出纳无阻矣。"此方中并无一味疏肝解郁药，或曰紫苏有疏肝作用，但实际上紫苏主要还是肺、胃经药，非肝经药，且仅此一味可疑肝经药来治肝郁也不现实。细观该方中药物，姜、夏降逆燥湿和胃；厚朴行气燥湿，下气除满；苏叶行气宽胸和中；茯苓渗湿健脾，都是脾胃常用药。因此，临床中用该方治疗有效的"梅核气"，其功效是通过"治脾胃"来实现的，而不是我们传统所认为的通过"疏肝"来起作用。

此外，本方也广泛用于治疗某些慢性咳嗽而有明显效果，方中并无专功的化痰止咳药物，却能治疗慢性咳嗽，其机理亦和该方的"调胃"功效有关。赵丽芸等用半夏厚朴汤加味治疗胃食管反流性咳嗽，取得了良好的治疗效果。证明半夏厚朴汤治疗慢性咳嗽有效，应是胃食管反流引起的咳嗽，其正是通过治胃减轻胃食管反流而缓解了咳嗽。

综上所述，该方的主要功效是"调胃"，其功效是降逆和胃、兼化痰湿，主治胃气上逆，兼夹痰湿证。西医研究该方认为，其具有保护胃食管黏膜、促进食管胃肠运动、抑制胃液和十二指肠液反流的作用。在临床上确实有许多医家用该方治疗胃食管疾病。如刘云彦用旋覆代赭汤合半夏厚朴汤治疗反流性食管炎 37 例，与对照组用奥美拉唑、多潘立酮治疗的 34 例对比，有明显差异。因此，该方的适应证主要是胃食管疾病以及和胃食管疾病有关的其他病症（如胃食管反流性咳嗽及与胃食管相关的慢性咽炎等），而非传统所认为的郁证、梅核气。

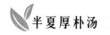

第三章　源流与方论

第一节　源流及发展

半夏厚朴汤首次记载于张仲景《金匮要略·妇人杂病脉证并治第二十二》："妇人咽中如有炙脔，半夏厚朴汤主之。"历代医家将其广泛地运用于多种疾病。现代研究认为半夏厚朴汤对消化系统、呼吸系统、内分泌科、妇科、五官科、心理精神科疾病均有一定的疗效。胃食管反流病属中医"吐酸""嗳气""呃逆""反胃"范畴，多与劳逸失度、七情伤感、素体虚弱、饮食不节有关，属热者，多由肝郁化热犯胃所致；属寒者，多因土虚木贼，肝气犯胃所致。武文爱认为，胃食管反流病证属肝气不舒、肝胃不和、胃气上逆，以顺气降逆为法，运用半夏厚朴汤加味治疗胃食管反流病98例。陈小丹认为，食管反流病证属肝郁化火、痰浊内生，以疏肝解郁、行气化痰泄热为法，运用半夏厚朴汤加减治疗反流性食管炎68例。付全芳等认为，临床辨证分为胃寒气逆、胃火上逆、气滞痰阻、胃阴不足型，其运用半夏厚朴汤加减治疗痰气交阻型胃食管反流病43例。慢性胃炎属中医"胃痛、痞满、呃逆"，多与肝、胃、脾相关，治疗多从气、痰、火辨证施治。金仕洪等认为，慢性胃炎的病因是气机失升降，痰涎凝聚，证属痰郁气逆，治以燥湿降逆，运用半夏厚朴汤加减治疗慢性胃炎167例。陈立等认为，慢性胃炎多属肝胃不和，左金丸适用于肝火犯胃证，半夏厚朴汤适用于痰气郁结证，运用半夏厚朴汤合左金丸加减治疗慢性浅表性胃炎。

肖琳等认为，半夏厚朴汤中有效成分对胃肠动力调节和精神心理状态有明显改善作用，运用半夏厚朴汤治疗心理因素功能性消化不良。王光富等认为，功能性消化不良的主要病机是肝失疏泄、脾胃运化升降失常、气机阻滞，四逆散疏肝理脾，半夏厚朴汤行气降逆，运用半夏厚朴汤和四逆散加减治疗功能性消化不良 90 例。

金国梁认为，瘿病病因在于先天禀赋不足或水土不服、情志不畅、饮食不节，导致脏腑功能失调，痰凝、气滞、血瘀交阻，搏结于颈前，病程日久，在颈部聚结成块，触之碍手，甚则视之有形，以半夏厚朴汤为基本方治疗瘿病。谢春光认为瘿病病机特点为气、痰、瘀合而为患，以清肝理气化痰、消瘿散结为法，运用半夏厚朴汤为主方加减治疗瘿病，临床取得良好的疗效。瘿病是发生在颈前喉结两侧肿块性疾病总称，以气滞、痰凝、血瘀为主要病机，临床可分为气瘿、肉瘿、瘿痈、慢性淋巴细胞甲状腺炎、石瘿，应根据不同疾病的不同阶段辨证论治。

王桂兰认为，慢性咽炎证属气滞痰凝，以行气散结、降逆化痰、养阴降火、消痰利咽为法，运用半夏厚朴汤加减治疗慢性咽炎 90 例。李红莲等运用半夏厚朴汤和威灵仙加减治疗慢性咽炎 50 例，方药为：半夏 10g、厚朴 10g、苏叶 9g、云苓 10g、生姜 5g、黄芩 10g、威灵仙 20g。毛智荣以健脾行气、化痰散结、养阴利咽为法，运用半夏厚朴汤加减治疗慢性咽炎 96 例。于兴娟运用加味半夏厚朴汤治疗慢性咽炎 43 例。彭光超认为，

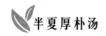

慢性咽炎多发于 35～55 岁的中年人，且女性较多，易为情志所伤，影响气机运行，肝郁乘脾，运化失职，聚湿生痰，痰气交阻，郁结咽喉而致病，其运用旋覆代赭汤合半夏厚朴汤治疗慢性咽炎 418 例。王和彭病例中均以中年女性为主，中年女性易为情志所伤，而致肝郁，甚则肝郁化火，治以疏肝解郁、降火。

半夏厚朴汤对消化系统、呼吸系统、内分泌科、妇科、五官科、心理精神科疾病的治疗均有一定的疗效，体现了中医药临床治疗的优势，因而需要进一步对半夏厚朴汤研究，以求更好地服务于临床治疗。

第二节 古代医家方论

吴谦《医宗金鉴·订正仲景全书·金匮要略注》卷二十三："咽中如有炙脔，谓咽中有痰涎，如同炙肉，咯之不出，咽之不下者，即今之梅核气病也。此病得于七情郁气，凝涎而生。故用半夏、厚朴、生姜，辛以散结，苦以降逆；茯苓佐半夏，以利饮行涎；紫苏芳香，以宣通郁气。俾气舒涎去，病自愈矣。此证男子亦有，不独妇人也。"

陈修园《金匮方歌括》：方中半夏降逆气；厚朴解结气；茯苓消痰；尤妙以生姜通神明，助正祛邪；以紫苏之辛香，散其郁气。郁散气行，而凝结焉有不化哉。

徐彬《金匮要略论注》卷二十二："炙脔譬如干肉也，《千金》所谓咽中帖帖，如有炙肉，吐之不出，吞之不下，状如炙脔……此病不因肠胃，故不碍饮食二便。不因表邪，故无骨痛寒热。乃气为积寒所伤，不与血和。血中之气溢而浮于咽中，得水湿之气而凝结难移。妇人血分受寒，多积冷结气，最易得此病。而男子间有之。药用半夏厚朴汤，乃二陈汤去陈皮、甘草，加厚朴、紫苏、生姜也。半夏降逆气，厚朴兼散结，故主之。姜、苓宣至高之滞而下其湿，苏叶味辛气香，色紫性温，能入阴和血，兼归气于血。"

临证新论

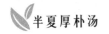

第四章　半夏厚朴汤临证思维

第一节　临证要点

半夏厚朴汤为治疗情志不畅，痰气互结所致的梅核气之常用方。临床应用以咽中如有物阻，吞吐不得，胸膈满闷，苔白腻，脉弦滑为辨证要点。

第二节　与类方的鉴别要点

半夏厚朴汤主要治疗梅核气，其病机多为七情郁结兼中上二焦寒痰停饮。《全生指迷方》言："若咽中如炙肉脔，咽之不下，吐之不出，由胃寒乘肺，肺胃寒，则津液聚而成痰，致肺管不利，气与痰相搏，其脉涩，半夏厚朴汤主之。"《易简方》四七汤主治中有关于肺、胃证候的描述，如"痰涎壅盛，上气喘急""中脘痞满""呕逆恶心"等记载。这为后世将本方引申应用于痰气壅滞于肺之胸闷气喘、咳嗽痰多，中焦痰阻气滞之胃脘痞闷疼痛、嗳气不舒、呕恶食少等病证开了先河。

半夏厚朴汤是以小半夏加茯苓汤为底方，加厚朴、苏叶而成。《金匮要略》小半夏加茯苓汤治疗"卒呕吐，心下痞，膈间有水，眩悸者"及"先渴后呕，为水停心下，此属饮家"等症，即主要治疗中、上二焦寒痰流饮诸病。方中加入行气降逆、除满利饮之厚朴；解表行气利饮之苏叶，苏叶配合生姜又有解表发汗之效。因而半夏厚朴汤属于表里双解、温散水饮之方剂。方药配伍上，生姜、苏叶辛温发散，半夏辛温散结，厚朴辛温苦降，全方含"辛开苦降"开郁散结之义。方中茯苓，渗湿利痰，其性先升后降。《神农本草经》载茯苓"味甘，平。主胸胁逆气，忧恚，惊邪恐悸"。《医学衷中参西录》言茯苓"盖其性能化胃中痰饮为水液，引之输于脾而达于肺，复下循三焦水道以归膀胱，为渗湿利痰之主药。然其性纯良，泻中有补，虽为渗利之品，实能培土生金，有益于脾胃及肺"。除茯苓甘、淡、平外，其余诸药皆具辛温之性，符合张仲景"病痰饮者当以温药和之"的用药原则。方中所用辛温之药皆归肺、脾经，主要治疗中、上二焦寒痰流饮气郁诸病。

第三节　临证思路与加减

临床运用半夏厚朴汤时可根据实际情况，在原方剂基础上加减配伍相应的药物，以拓展其临床应用。

若患者痰饮壅盛，可用苏子代替苏叶，加白芥子、莱菔子、陈皮、甘草，此组方配伍含二陈汤与三子养亲汤之意。

若寒痰流饮较重者，可在上述方剂的基础上加细辛、制附子、炙麻黄等药，以温阳化饮通窍。

若气机郁滞较重者，用苏梗代替苏叶，再加用桔梗、枳壳、杏仁、薤白，方中桔梗上行、枳壳下行、薤白升于左而燥、杏仁降于右而润，上下左右、升降开合、刚柔并济，共奏调畅气机、行气导滞之功。

若气郁并胸膈脘腹胀闷者，本方合越鞠丸同用，肝郁气滞

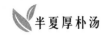

者，加用疏肝理气而不伤阴之品，如绿萼梅、代代花、生麦芽等。若肝郁化火者，本方去生姜，酌情加用薄荷、夏枯草、醋柴胡、龙胆草等药。

若见痰热壅滞之势，可去生姜，加用射干、桔梗、甘草、浙贝母、郁金等。射干清热解毒、祛痰利咽，桔梗甘草汤宣肺、利咽、祛痰可止咽痛，浙贝母清热化痰、开郁散结，郁金行气化瘀、清心解郁，配合小量石菖蒲，有菖蒲郁金汤化痰开窍之意。

上述配伍中君药可根据具体证型来确定，而半夏厚朴汤原方则减少剂量，整体降为臣药配合君药使用。

若患者咽喉红肿，咳痰不利，本方去生姜，加山豆根以清热解毒、消肿利咽，同时可适量加用咸寒化痰之品，如玄参、地龙、海蛤壳等，此同朱丹溪倡导"用化痰药加寒凉软坚之品"，即所谓"咸能软坚""热淫于内治以咸寒"之意。

若久病伤及气阴，阴虚者，加用滋阴而不敛邪之品，如生地黄、麦冬、玉竹、北沙参、天花粉等；气虚者，适量加用补气而不敛邪之品，以防甘温助痰湿，如生黄芪、党参、仙鹤草等。

第五章　临床各论

第一节　呼吸系统疾病

一、上呼吸道感染

（一）疾病简介

上呼吸道感染简称上感，又称普通感冒。是包括鼻腔、咽或喉部急性炎症的总称。广义的上感不是一个疾病诊断，而是一组疾病，包括普通感冒、病毒性咽炎、喉炎、疱疹性咽峡炎、咽结膜热、细菌性咽 - 扁桃体炎。狭义的上感又称普通感冒，是最常见的急性呼吸道感染性疾病，多呈自限性，但发生率较高。成人每年发生 2～4 次，儿童发生率更高，每年 6～8 次。全年皆可发病，冬春季较多。主要通过含有病毒的飞沫传播，也可通过被污染的手和用具传染。多数为散发性，在气候突然变化时可引起局部或大范围的流行。由于病毒表面抗原易于发生变异，产生新的亚型，不同亚型之间无交叉免疫，因此不仅同一个人可在 1 年内多次罹患本病，而且间隔数年后易于引起较大范围的流行。

急性上呼吸道感染属中医学"感冒""咳嗽""乳蛾""喉痹"等范畴。常见主要证型的临床症状如下。

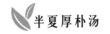

1. 风热犯肺证

主症：发热，咽痛，口渴，咳嗽，头痛，鼻塞，流鼻涕，微恶风寒，舌边尖红，脉浮数。

次症：咽干，小便短赤。

2. 风寒束表证

主症：流鼻涕，喷嚏，发热，恶寒，咳嗽，无汗，头痛，苔薄白，脉浮紧。

次症：身酸痛，咳痰。

3. 肺胃郁热证

主症：发热或壮热，黄稠痰，咽痛，咽肿，小便短赤，大便干结，舌红，苔黄，脉数。

次症：汗出或无汗。

4. 虚人外感证

主症：鼻塞，流鼻涕，咳嗽，发热，汗出，头痛，少气懒言，精神怠倦，舌淡，苔白，脉沉弱/迟，脉浮无力。

次症：喷嚏，恶寒。

5. 兼湿证

主症：头身困重，纳呆，胸胁苦满，便溏，苔白，苔腻。

次症：咽干。

6. 兼暑（火）证

主症：发热，咽肿，咽痛，口渴，舌红，脉数。

次症：头痛。

（二）临床运用

林端阳将120例上呼吸道感染后咳嗽患者随机分为治疗组

和对照组。治疗组采用口服半夏厚朴汤：半夏 12g，厚朴 9g，茯苓 12g，生姜 9g，苏叶 6g；咳嗽痰多，剧者，加陈皮 13g，桔梗 13g；咽干咽痒剧者，加射干 6g，杷叶 12g；天阴颗粒剂，调冲服，每日 1 剂，分早晚 2 次服。对照组采用复方甲氧那明胶囊（阿斯美胶囊），每日 3 次，每次 2 粒，7 天为 1 疗程。两组均治疗 1 疗程。结果：治疗组总有效率 86.7%，对照组总有效率 78.3%，治疗组疗效优于对照组（$P < 0.05$）。

（三）精选医案

张某，男，8 岁。2014 年 9 月 10 日初诊。

患儿不自主眨眼、摇头 4 月余，近 1 月伴有耸肩。家属述其情绪不定，易激动，1 周前因感冒加重。刻下：频频眨眼，摇头，时有耸肩，伴咳嗽，咳痰不畅，食欲不振，呕逆时作，夜寐易惊，小便黄，舌红、苔稍黄腻，脉弦滑。辨证属肝气不疏、痰气交阻。予小柴胡汤合半夏厚朴汤加味。

处方：柴胡、姜半夏、茯苓、苏梗、厚朴、钩藤（后下）各 10g，黄芩、生姜、浙贝、天麻各 6g，太子参、炒麦芽各 15g，炙甘草 5g，大枣 12g。7 剂。常法煎服。

二诊：眨眼减少，偶有摇头、耸肩，咳嗽不显，纳谷增加，脉稍弦滑。原方去浙贝，继进 14 剂。药后眨眼、摇头、耸肩均减少，拟原方加桂枝 10g，14 剂，以巩固善后。

按语：本案患儿证属肝气不疏、痰气交阻，治拟疏肝理气、化痰降逆。予小柴胡汤既可疏肝理气、宣通枢机，又可治感冒后余邪未清，合半夏厚朴汤针对气滞痰凝、痰气交阻引起的情绪不定及眨眼、摇头、耸肩等症状。配伍炒麦芽健脾消食、疏肝解郁，浙贝化痰降气，天麻、钩藤平肝息风镇静。全方辛苦

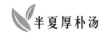
合用，使郁气得疏，痰涎得化。服药月余，疗效明显。

二、慢性支气管炎

（一）疾病简介

慢性支气管炎是由急性支气管炎转变而成。本病多发生在中年人年龄组，病程缓慢，多数隐潜起病，初起在寒冷季节发病。出现咳嗽及咳痰的症状，尤清晨最明显，痰呈白色黏液泡沫状，黏稠不易咳出，在感染或受寒后则症状迅速加剧，痰量增多，黏度增大或呈黄色脓性。有时咳痰中可带血，随着病情发展，终年均有咳嗽、咳痰，而以秋冬为剧。本病早期多无特殊体征，大多数在肺底部可听到湿性和干性啰音，有时咳嗽或咳痰后消失，长期发作者可导致肺气肿。吸烟为本病发病的主要因素，研究表明，吸烟者慢性支气管炎的患病率较不吸烟者高2~8倍，烟龄越长、烟量越大患病率亦越高，有害气体如二氧化硫、二氧化氮、氯气及臭氧等对气道黏膜上皮均有刺激和细胞毒作用。感染是慢性支气管炎发生和发展的重要因素之一。

《黄帝内经》中所述"喘鸣肩息""肺风""肺痹""上气"等病，可以说是肺炎喘嗽症状病名的早期描述。谢玉琼在其《麻科活人全书》中首先记载，是对麻疹病程中出现咳嗽、喘息、鼻扇等肺气鼻塞证的命名。本病外因责之于感受风邪，或由其他疾病传变而来，内因责之于脏腑较弱，气血未充，肺脏娇嫩，卫外不固。肺为娇脏，性喜清肃，外合皮毛，开窍于鼻，小儿"肺常不足"，感受风邪，或从皮毛，或从口鼻而入，首先侵入肺卫，致肺气不宣，清肃之令不行，致肺气闭郁不宣，化热烁津，炼液成痰，阻于气道，气逆痰动，从而出现咳、喘、痰、热、扇等肺气闭塞症状。肺主气，气为血之帅，气行则血行，气滞则血滞，肺气闭塞，气机不利，则血流不畅，脉道涩滞，气血瘀滞则脏器失养，与本病形成的西医学病理基础不谋而合，故可兼见面色苍白、青紫、唇甲发紫、舌质瘀暗等气滞血瘀之征象，无论在早期以辛温宣肺或辛凉宣肺、化痰止咳，中期清热解毒、涤痰开肺，还是后期正虚邪恋时的益气润肺、止咳为主治疗时，均应兼顾瘀的病机，以活血化瘀法贯穿始终，以利于气动痰化，促进痊愈。若外感风热毒邪，由口鼻或皮毛而入，侵犯肺卫，致肺气郁闭；肺失宣降，闭郁不宣，化热灼津炼液成痰，阻于气道，肃降无权，从而出现咳嗽、气喘、痰鸣、鼻扇等肺气闭塞的证候，发为肺炎喘嗽。

本病病位在肺，病机关键为肺气郁闭，痰热是其主要病理产物。病变部位主要在肺，常累及心肝，以实者居多。外邪内侵，邪郁于肺，化热、生痰、酿毒，三者互结于肺，发为本病。风温（肺炎）的病变中心在手太阴，"肺主气属卫"，故肺炎患者初起主要表现卫分表证。

治疗首应求得汗解，大部分患者开始见表热证，用辛凉之剂宣肺解表，透热达邪，药后汗出热退，在卫即愈。另有少数患者因受寒凉起病，表气郁闭，化热不显，出现短暂轻微的表寒证，此时若投辛凉清解，反有凉遏之弊，故先予辛而微温之剂，疏散表寒以取汗，继循其病理演变施治。风温气分证，是病机转化的重要阶段，此时多能热退邪解，也可内传心营。肺与大肠相表里，若肺经热盛，或气营两燔，清而不解，常可传至阳明而见腑实，通过泻下，可使邪从下泄，热退病除。

（二）临床运用

杨琍舒总结黄煌教授运用半夏厚朴汤治疗支气管炎 10 余

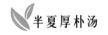

例，效果显著。

（三）精选医案

案例1 患者6岁，女，1976年6月初诊。

1年前患感冒后持续咳嗽，每到半夜3点左右咳嗽剧烈，约持续1小时才安静下来，痰不多。常患感冒，这种咳嗽已经持续了1年。患者的母亲也患慢性支气管炎，常年有咳嗽。小儿科医生诊断患者患喘息性支气管炎，但没有喘息特有的呼吸困难发作。患者食欲一般，大便正常，脉也一般，腹部有胸胁苦满，心下部紧张。

治疗：针对腹证，服用小太郎制药厂生产的小柴胡汤合半夏厚朴汤浸膏散。患者回家在傍晚服药1次，持续1年的半夜咳嗽突然停止，之后未再发作，也不易感冒。去年冬天寒流来了也没有患感冒，未见喘息发作。

案例2 刘某，男，62岁，工人。1984年4月12日初诊。

患者患慢性支气管炎，每年秋冬均有发作，历时3个月方渐渐缓解。现因伤风而出现喘咳，夜不能卧，头昏面浮，痰多色白，胸脘痞闷，吞咽不利。按腹部，腹直肌紧张。口苦，心烦，舌略红，苔白腻。X光透视显示：两肺纹理增粗。

辨证：痰气郁结，肺气上逆。

治疗：行气化痰，降逆平喘。

处方：半夏厚朴汤加减。法半夏9g，厚朴7g，苏梗9g，柴胡6g，黄芩6g，杏仁6g，干姜5g，款冬花6g，甘草3g，3剂水煎服。

二诊：喘咳减轻，痰渐见少，胸脘渐宽，口不苦。上方去柴胡、黄芩等，5剂水煎服。

三诊：药后仅早起微咳，无其他症状。停药。

三、肺炎

（一）疾病简介

肺炎是指终末气道、肺泡和肺间质的炎症。可由细菌、病毒、真菌、寄生虫等致病微生物，以及放射线、吸入性异物等理化因素引起。

临床主要症状为发热、咳嗽、咳痰、痰中带血，可伴胸痛或呼吸困难等。

患者除了卧床休息、大量饮水、吸氧、积极排痰外，肺炎治疗的最主要环节是抗感染。细菌性肺炎的治疗包括针对病原体治疗和经验性治疗。前者根据痰培养和药物敏感试验结果，选择体外试验敏感的抗菌药物；后者主要根据本地区肺炎病原体流行病学资料，选择可能覆盖病原体的抗菌药物。此外，还根据患者的年龄、基础疾病、疾病严重程度、是否有误吸等因素，选择抗菌药物和给药途径。治疗有效的临床表现为体温下降、症状改善、临床状态稳定、白细胞逐渐降低或恢复正常，而 X 射线胸片的病灶吸收较迟。如 72 小时后症状无改善，其原因可能有：

1. 药物未能覆盖致病菌，或细菌耐药。

2. 特殊病原体感染，如结核分枝杆菌、真菌、病毒等。

3. 出现并发症，或存在影响疗效的宿主因素（如免疫抑制）。

4. 非感染性疾病误诊为肺炎。

5. 药物热。

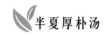

以上因素需仔细分析，做必要的检查，并进行相应处理。

中医学中无"肺炎"这一病名，中医学理论认为，肺炎属于"肺炎喘嗽""肺痈""风温"等范畴。《黄帝内经》中所述"喘鸣肩息""肺风""肺痹""上气"等病，可以说是肺炎喘嗽症状病名的早期描述。谢玉琼在其《麻科活人全书》中首先记载，是对麻疹病程中出现咳嗽、喘息、鼻煽等肺气鼻塞证的命名。本病外因责之于感受风邪，或由其他疾病传变而来，内因责之于脏腑较弱，气血未充，肺脏娇嫩，卫外不固。肺为娇脏，性喜清肃，外合皮毛，开窍于鼻，小儿"肺常不足"，感受风邪，或从皮毛，或从口鼻而入，首先侵入肺卫，致肺气不宣，清肃之令不行，致肺气闭郁不宣，化热烁津，炼液成痰，阻于气道，气逆痰动，从而出现咳、喘、痰、热、煽等肺气闭塞症状。肺主气，气为血之帅，气行则血行，气滞则血滞，肺气闭塞，气机不利，则血流不畅，脉道涩滞，气血瘀滞则脏器失养，与本病形成的西医学病理基础不谋而合，故可兼见面色苍白、青紫、唇甲发紫、舌质瘀暗等气滞血瘀之征象。无论在早期以辛温宣肺或辛凉宣肺、化痰止咳，中期清热解毒、涤痰开肺，还是后期正虚邪恋时的益气润肺、止咳为主治疗时，均应兼顾瘀的病机，以活血化瘀法贯穿始终，以利于气动痰化，促进痊愈。若外感风热毒邪，由口鼻或皮毛而入，侵犯肺卫，致肺气郁闭；肺失宣降，闭郁不宣，化热灼津炼液成痰，阻于气道，肃降无权，从而出现咳嗽、气喘、痰鸣、鼻煽等肺气闭塞的证候，发为肺炎喘嗽。

本病病位在肺，病机关键为肺气郁闭，痰热是其主要病理产物，病变部位主要在肺，常累及心肝，以实者居多。外邪内侵，邪郁于肺，化热、生痰、酿毒，三者互结于肺，发为本病。

风温（肺炎）的病变中心在手太阴，"肺主气属卫"，故肺炎患者初起主要表现卫分表证。治疗首应求得汗解，大部分患者开始见表热证，用辛凉之剂宣肺解表，透热达邪，药后汗出热退，在卫即愈。另有少数患者因受寒凉起病，表气郁闭，化热不显，出现短暂轻微的表寒证，此时若投辛凉清解，反有凉遏之弊，故先予辛而微温之剂，疏散表寒以取汗，继循其病理演变施治。风温气分证，是病机转化的重要阶段，此时多能热退邪解，也可内传心营。根据本组资料分析，大部分气分证患者经治疗热退邪解趋向恢复。肺与大肠相表里，若肺经热盛，或气营两燔，清而不解，常可传至阳明而见腑实，通过泻下，可使邪从下泄，热退病除。

（二）临床运用

杨琍舒总结黄煌教授运用半夏厚朴汤治疗肺炎喘促咳嗽疗效显著。

郭欢选取 2012 年 1 月至 2015 年 11 月所在医院收治的卒中相关性肺炎患者 90 例，随机分为观察组和对照组各 45 例。观察组男性 29 例，女性 16 例；平均年龄（70.60±4.30）岁；出血性 11 例，缺血性 34 例；发病时间（4.4±0.6）天；肺炎发病时间（45.5±5.6）小时。对照组男性 28 例，女性 17 例；平均年龄（69.20±4.20）岁；出血性 10 例，缺血性 35 例；发病时间（4.3±0.3）天；肺炎发病时间（45.2±5.3）小时。两组年龄、性别、卒中类型、卒中发病时间、肺炎发病时间等一般资料比较，差异无统计学意义（均 $P > 0.05$）。两组均给予持续心电监护，持续低流速吸氧，均给予脱水降颅内压，雾化气道，吸痰，补液营养支持，纠正电解质紊乱等治疗。将 4.5g 呱

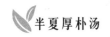

拉西林/他唑巴坦加入 250mL 0.9% 氯化钠注射液中静脉滴注，每 8 小时静点 1 次，并根据患者痰培养结果随时调整抗生素的应用，疗程 14 天。观察组患者在此基础上口服半夏厚朴汤（半夏 12g，厚朴 12g，紫苏 10g，茯苓 30g，生姜 10g；发热者加生石膏 20g，知母 10g；痰黄者，黄芩 10g，竹茹 10g；大便不通者，加大黄 10g，枳实 15g），颗粒剂采用温水冲服，每日 1 剂，分 2 次口服，每次 200mL，对重症昏迷者或吞咽困难者予以鼻饲给药，疗程 14 天。同时鼓励患者逐渐自主排痰，并治疗基础病，降血糖、血压等。治疗前两组各项中医证候评分差别不大（$P > 0.05$）。治疗后两组各项中医证候评分均较治疗前降低，且观察组降低程度优于对照组（均 $P < 0.05$）。两组不良反应主要为白细胞减少、贫血、恶心呕吐、腹泻等，两组不良反应发生情况相似差别不大（$P > 0.05$），且未出现严重的不良反应，不影响治疗。

郭恒岳对多发性脑梗死、脑出血等脑血管障碍，伴有吸入性肺炎，或为预防肺炎服用 ACE 抑制药（依那普利 5～10mg/d 患者 5 例（男 4 例、女 1 例，年龄 56～84 岁）。所有病例 CT、MRI 检查提示多发性脑梗死。吞咽反射减弱。服用依那普利期间（6～20 个月）出现 2～5 次吸入性肺炎者住院治疗。确认无肺炎表现后停用依那普利，饭前 30 分钟给予半夏厚朴汤（4 例口服 12 片/天，1 例鼻饲 7.5g/d），用药 6 个月以上。结果：①给予 ACE 抑制药的影响：病例 1 为陈旧性小脑出血，伴有多发性脑梗死、脑缺血、高血压、构音障碍，服用 ACE 抑制药前 20 个月发生 5 次吸入性肺炎，4 次住院治疗。服用依那普利 20 个月间发生肺炎 2 次，其中住院治疗 1 次。病例 2～4 均为多发性脑梗死，合并肝硬化、慢性肾功能不全。在服用 ACE 抑制药前

8～19个月间发生2或3次吸入性肺炎，分别住院1次或2次。服用依那普利8～10个月未出现肺炎。其中病例4的血肌酐升高，依那普利用量从10mg/d减至5mg/d后血肌酐降低，并且出现咽部不适。病例5为糖尿病肾病，合并慢性肾功能不全、多发性脑梗死、脑出血。住院期间经鼻饲补充营养，6个月发生3次吸入性肺炎。给予依那普利（10mg/d后6个月发生2次吸入性肺炎。②给予半夏厚朴汤的影响：停用依那普利，给予半夏厚朴汤。病例1服药28个月间发生1次吸入性肺炎；病例2～4在服药17～18个月间未出现肺炎；病例5服药6个月间未出现肺炎，呛噎减少。其中病例1、2吞咽反射功能改善，呛噎消失。5例服用半夏厚朴汤后均未见副作用。

四、支气管哮喘

（一）疾病简介

支气管哮喘是一种常见病、多发病，其危险因素包括宿主因素（遗传因素）和环境因素两个方面。大多数哮喘患者属于过敏体质，本身可能伴有过敏性鼻炎和特应性皮炎，或者对常见的经空气传播的变应原（螨虫、花粉、宠物、真菌等）、某些食物（坚果、牛奶、花生、海鲜类等）、药物过敏等。哮喘的发病机制目前还不完全清楚，可能与变态反应、气道慢性炎症、气道高反应性、气道神经调节失常、遗传机制、呼吸道病毒感染、神经信号转导机制和气道重构及其相互作用等有关。哮喘患者的常见症状是发作性的喘息、气急、胸闷或咳嗽等，少数患者还可能以胸痛为主要表现，这些症状经常在患者接触烟雾、香水、油漆、灰尘、宠物、花粉等刺激性气体或变应原

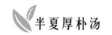

之后发作，夜间和（或）清晨症状也容易发生或加剧。很多患者在哮喘发作时自己可闻及喘鸣音。症状通常是发作性的，多数患者可自行缓解或经治疗缓解。

支气管哮喘即中医的喘证。喘即气喘、喘息，是以呼吸困难，甚则张口抬肩，鼻翼扇动，不能平卧等为主要临床特征的一种病证。严重者可由喘致脱出现喘脱之危重证候。喘证的记载最早见于《黄帝内经》。《灵枢·五阅五使》说："肺病者，喘息鼻张。"《灵枢·本脏》篇："肺高，则上气，肩息咳。"汉·张仲景《金匮要略》中所言"上气"即是指气喘、肩息、不能平卧的证候，辨证已分虚实，并列方治疗。明·张景岳把喘证归纳成虚实两大证。《景岳全书》说："实喘者有邪，邪气实也；虚喘者无邪，元气虚也。"清·叶天士《临证指南医案》说："在肺为实，在肾为虚。"清·林珮琴《类证治裁》认为："喘由外感者治肺，由内伤者治肾。"

喘病的病因很复杂，外邪侵袭、饮食不当、情志失调、劳欲久病等均可成为喘病的病因，引起肺失宣降，肺气上逆或气无所主，肾失摄纳而致喘病。

1. 外邪侵袭

外感风寒或风热之邪，未能及时表散，邪蕴于肺，阻遏肺气，肺气不得宣降，因而上逆作喘。

2. 饮食不当

恣食生冷、肥甘，或嗜酒伤中，脾失健运，痰浊内生；或急慢性疾患影响于肺，致肺气受阻，气津失布，津凝痰生。痰浊内蕴，上阻肺气，肃降失常，发为喘促。

3. 情志失调

所欲不遂，忧思气结，肝失条达，气失疏泄，肺气郁闭，或郁怒伤肝，肝气上逆于肺，肺气不得肃降，升多降少，气逆而喘。

4. 劳欲久病

如肺系久病，或久咳伤肺，或久病脾气虚弱，肺失充养，肺之气阴不足，以致气失所主而喘促。若久病迁延，由肺及肾，或劳欲伤肾，精气内夺，肺之气阴亏耗，不能下荫于肾，肾之真元伤损，气失摄纳，上出于肺，出多入少，逆气上奔为喘。若肾阳衰弱，肾不主水，水邪上犯，干肺凌心，肺气上逆，心阳不振，亦可致喘，此属虚中夹实之候。

喘证的病位主要在肺和肾，涉及肝脾。基本病机为痰邪壅肺，宣降不利；或精气虚衰，肺肾出纳失常。

病理性质有虚实之分。实喘在肺，为外邪、痰浊、肝郁气逆，邪壅肺气，宣降不利所致；虚喘责之肺、肾，因阳气不足、阴精亏耗，而致肺肾出纳失常，且尤以气虚为主。实喘病久伤正，由肺及肾；或虚喘复感外邪，或夹痰浊，则病情虚实错杂，每多表现为邪气壅阻于上，肾气亏虚于下的上盛下虚证候。喘证的严重阶段，不但肺肾俱虚，在孤阳欲脱之时，亦可导致心气、心阳衰惫，鼓动血脉无力，血行瘀滞，甚至出现喘汗致脱，亡阴、亡阳的危重局面。喘证的辨证首当分清虚实。实喘者呼吸深长有余，呼出为快，气粗声高，伴有痰鸣咳嗽，脉数有力，病势多急；虚喘呼吸短促难续，深吸为快，气怯声低，少有痰鸣咳嗽，脉象微弱或浮大中空，病势徐缓，时轻时重，遇劳则甚。实喘又当辨外感内伤。虚喘应辨肺虚，肾虚，心气、心阳衰弱。肺虚者劳作后气短不足以息，喘息较轻，常伴有面色白，自汗易感冒；肾虚者静息时亦有气喘，动则更甚，伴有面色苍白、颧红，怕冷，腰酸膝软；心气、心阳衰弱时，喘息持续不

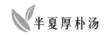
已，伴有发绀，心悸，浮肿，脉结代。喘证的治疗应分清虚实邪正。实喘治肺，以祛邪利气为主。区别寒、热、痰、气的不同，分别采用温化宣肺，清化肃肺，化痰理气的方法。虚喘以培补摄纳为主，或补肺，或健脾，或补肾，阳虚则温补之，阴虚则滋养之。至于虚实夹杂、寒热互见者，又当按具体情况分清主次，权衡标本，辨证选方用药。

（二）临床运用

杨琍舒总结黄煌教授运用半夏厚朴汤治疗支气管哮喘数则，疗效显著。

杨树文收集 80 例均为本院门诊患者，其中男 28 例，女 52 例；年龄 9～20 岁 6 例，21～30 岁 10 例，31～45 岁 52 例，46～65 岁 12 例；病程最短 5 月，最长 10 年，予半夏厚朴汤加减治疗。结果：80 例患者中完全控制 50 例，占 62.5%；显效 22 例，占 27.5%；无效 8 例，占 10%；总有效率 90%。临床控制时间最短 2 个疗程，最长 5 个疗程。

张桦、徐社君、陈瑞萍等选取符合标准的支气管哮喘患者 64 例，随机分为治疗组 32 例，对照组 32 例。治疗组在一般治疗的基础上给予舒利迭吸入剂，每次 1 吸，2 次/天；并联合半夏厚朴汤 1 剂/日治疗。对照组在一般治疗的基础上仅给予舒利迭吸入剂，1 周为 1 个疗程，两组均治疗 3 个疗程。两组患者在治疗前后均进行中医证候评分、哮喘控制测试（ACT）评分，肺通气功能指标的测定。结果：治疗前两组的各项指标差异无统计学意义（$P > 0.05$）；治疗后，2 组与本组相比中医证候评分较治疗前下降，ACT 评分升高，且治疗组改善程度优于同时间的对照组（$P < 0.05$），两组患者肺通气功能各指标比较差异

均无统计学意义（$P > 0.05$）。结论：舒利迭吸入剂联合半夏厚朴汤加减治疗支气管哮喘临床疗效显著，且在改善患者症状，抑制气道炎症等方面优于单独应用舒利迭，是中西医结合治疗支气管哮喘的典范，值得推广。

（三）精选医案

张某，男，54 岁，工人。1984 年 10 月 6 日初诊。

患者素有咳嗽病史，加重 10 余天，伴有喘息。曾在某医院治疗，诊断为"过敏性支气管哮喘"。服氨茶碱、非那根及抗炎药，症状稍有缓解，但停药又发。现症：喘咳痰鸣，呼吸气急，不能平卧，尿少，面浮肢肿，苔白稍厚，舌质淡红，脉缓稍滑。

辨证：饮邪上逆，肺气不降，外兼表寒。

治疗：发表温里，泻肺逐饮。

处方：初用小青龙汤加减，服药 3 剂，症状如故。因思此症乃因外邪引发隔间胶固之痰，肺不能通调水道，脾不能输津液，阳气衰微、痰饮上迫胸肺，影响肺气宣发肃降，以致喘息，短气痰鸣。根据未发治脾，已发治肺。遂改用半夏厚朴汤加减以化痰散结降逆。处方：法半夏、茯苓各 10g，紫苏叶、制厚朴各 6g，生姜 3 片。

服上药 3 剂后，喘息痰鸣渐平，面浮肢肿渐消，小便稍增。再进 3 剂，诸症悉减，喘息亦平，生活自理。继用六君子汤，调理脾胃而愈。

按语：本案病机为饮邪上逆，肺气不降，病位在肺系，涉及脾胃。用半夏、厚朴辛开苦降，温寒并用，使清升浊降、痰化逆降，遂得饮化喘平。苏叶芳香入肺以宣其表，半夏、厚朴、

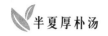

生姜辛以散结，苦以降逆，生姜行气解痞，助半夏、厚朴、苏叶之力；茯苓佐半夏，逐心下之停水。

五、阻塞性睡眠呼吸暂停低通气综合征

（一）疾病简介

阻塞性睡眠呼吸暂停低通气综合征（OSAHS）是一种病因不明的睡眠呼吸疾病，临床表现有夜间睡眠打鼾伴呼吸暂停和白天嗜睡。由于呼吸暂停引起反复发作的夜间低氧和高碳酸血症，可导致高血压、冠心病、糖尿病和脑血管疾病等并发症及交通事故，甚至出现夜间猝死。因此 OSAHS 是一种有潜在致死性的睡眠呼吸疾病。OSAHS 的直接发病机制是上气道的狭窄和阻塞，但其发病并非简单的气道阻塞，实际是上气道塌陷，并伴有呼吸中枢神经调节因素障碍。引起上气道狭窄和阻塞的原因很多，包括鼻中隔偏曲、扁桃体肥大、软腭过长、下颌弓狭窄、下颌后缩畸形、颞下颌关节强直，少数情况下出现的两侧关节强直继发的小颌畸形、巨舌症、舌骨后移等。此外，肥胖、上气道组织黏液性水肿，以及口咽或下咽部肿瘤等也均可引起OSAHS。关于 OSAHS 的病因和发病机制，需进一步研究。

临床主要有以下表现：

1. 打鼾

睡眠中打鼾是由于空气通过口咽部时使软腭振动引起。打鼾意味着气道有部分狭窄和阻塞，打鼾是 OSAHS 的特征性表现。这种打鼾和单纯打鼾不同，音量大，十分响亮；鼾声不规则，时而间断。

2. 白天嗜睡

OSAHS 患者表现为白天乏力或嗜睡；睡眠中发生呼吸暂

停，较重的患者常常夜间出现憋气，甚至突然坐起，大汗淋漓，有濒死感。

3. 夜尿增多

夜间由于呼吸暂停导致夜尿增多，个别患者出现遗尿。

4. 头痛

由于缺氧，患者出现晨起头痛。

性格变化和其他系统并发症，包括脾气暴躁，智力和记忆力减退，以及性功能障碍等，严重者可引起高血压、冠心病、糖尿病和脑血管疾病。

古代对本病没有专门的论述，对其记述散在于"风温""痰证""多寐""嗜卧"等证中，现代将其归属中医"鼾证"范畴。《伤寒论》中"风温为病，脉阴阳俱浮，自汗出，身重，多眠睡，鼻息必鼾，语言难出"描述了鼾证的概念及体征。隋代巢元方对打鼾做出了明确定义，在《诸病源候论》中曰："鼾眠者，眠里咽喉间有声也。"

病因病机：①饮食不节：多食肥甘厚腻之品，致使脾气受损，失去其输布水谷精微之力，从而聚湿成痰，痰湿上阻于气道，则肺气失宣，发为鼾证。②外感六淫之邪：外感风温热邪，致气机不利，阻塞气道是鼾证发生的重要因素。③偏嗜吸烟：嗜烟成性，熏蒸清道，灼津成痰，上阻咽喉而致本病。④久病体虚：先天体质虚弱，或劳累过度，均会造成肺脾气虚，痰湿内蕴，导致本病。⑤结构异常：西医学认为先天解剖结构的异常，如扁桃体肿大，鼻中隔偏曲，上气道结构缺陷等，可致气道阻塞，呼吸不畅，发为鼾证。本病总属本虚标实，虚实夹杂。病机为痰湿内蕴，气滞血瘀。邪实以痰浊、瘀血为主，本虚主

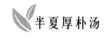

要责之于肺、脾、肾三脏气虚或阳虚，临床上以病理因素重叠出现为多见，使得本病迁延不愈。

（二）临床运用

杨琍舒总结黄煌教授运用半夏厚朴汤治疗睡眠呼吸暂停综合征，发现本方可以改善患者夜间低通气状态。张苗海等报道该方用于治疗睡眠呼吸暂停综合征，患者表现为咽中异物感、少神，乏力，表情淡漠，腹稍实，脐上动悸，舌质红，苔微白，脉弦兼实。辨为气郁之"咽中炙脔"，予半夏厚朴汤治之，并予多睡眠记录（PSG）进行评价，不仅临床症状有所减轻，而且 PSG 所示有所改善。

（三）精选医案

李某，男性，64 岁，2016 年 3 月 15 日初诊。

反复咳嗽 3 个多月。患者近 3 月来反复咳嗽，痰白量少质黏，以白天为主，与刺激性气味无关，伴咽痒、鼻塞，时有胸闷气短、喜叹息，痰阻咽喉感，口稍干，纳可，二便平，舌质红暗、苔白黄稍腻，右寸脉浮。查体咽喉部充血，咽后壁见淋巴滤泡增生。胸片示：双肺纹理稍粗乱。在外院静滴抗生素及口服止咳化痰中西药等治疗 20 余日无效。追问病史，患者 5 年前开始打鼾，两年前经 PSG 检查确诊为 OSAHS（呼吸暂停低通气指数 51.4）。有高血压病史，有慢性鼻炎、鼻中隔偏曲史。查支气管组胺激发试验阴性。

西医诊断：慢性咳嗽，OSAHS。

中医诊断：咳嗽，鼾证。

辨证：痰滞咽喉，气机不利证。

治法：调气化痰，利咽止咳。

处方：半夏厚朴汤合清咽利窍汤加减。

厚朴 10g，苏叶 12g，茯苓 12g，法半夏 10g，生姜 3 片，荆芥 10g，薄荷 10g，木蝴蝶 6g，射干 10g，桔梗 10g，生甘草 8g，僵蚕 10g，茜草 10g，百部 10g。

7 剂，水煎服，每日 1 剂。分两次服。

二诊：咳嗽大减，胸闷气短也减轻。效不更方，前后共服 21 剂，咳嗽消除。患者自觉打鼾、白天嗜睡也有减轻，要求继续中药治疗，继予半夏厚朴汤加味治疗 3 个多月。咳嗽未复发，PSG 检查示：呼吸暂停低通气指数 34.5。

按语： OSAHS 相关性慢性咳嗽是临床常见病，但尚未引起重视。据观察，除咳嗽外，本病还常伴见咳少量白黏痰、咽痒、痰阻咽喉感、胸闷、气短气促等，并不同程度的存在胃食管反流。查体可见咽喉部充血、水肿，甚至见滤泡增生。清咽利窍汤为国医大师洪广祥的经验方，由荆芥、薄荷、桔梗、木蝴蝶、牛蒡子、苏叶、桃仁、百部、射干、辛夷花、苍耳子、生甘草等组成，具有清咽利窍、调畅气机、降气止咳之功，用于治疗痰滞咽喉型慢性咳嗽。半夏厚朴汤合用清咽利窍汤，共奏调气、化痰、利咽、通窍、止咳之功，因而疗效显著。

六、变异性哮喘

（一）疾病简介

变异性哮喘是一种特殊类型的哮喘，咳嗽是其唯一或主要临床表现，无明显喘息、气促等症状或体征，但有气道高反应性。

1. 主要病因

（1）内分泌不调，活动少，健康指数低：现代人最大的奢

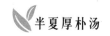

望就是吃好、睡好，劣质的食品严重影响人们的身体和内分泌，同时营养不良与营养过剩现象并存。

（2）工业化进程加快：咳嗽变异性哮喘在工业化进程比较快的地区概率很大，究其原因与空气质量有很大的关系。

（3）精神心理压力大：都市白领时时刻刻都在"战斗"，房贷、车贷、婚姻等都形成了精神和心理上的压力。

2. 临床表现

咳嗽多为持续性干咳，特别是晚上就寝时或凌晨时明显，发作频繁、剧烈，很多病人伴有咽喉发痒。常因感冒、运动、冷空气吸入而诱发并加重，也可因接触花粉、尘埃、某种食物而发作。

咳嗽可能是变异性哮喘的主要的临床表现，是以长期的顽固性干咳为主，经常会在吸入刺激性气味（油漆、汽油、香水、花粉等）、冷空气、接触过敏原、剧烈运动后和呼吸道感染后引起病发，也会有部分患者在没有任何诱因的情况下哮喘病发。变异性哮喘多发生于夜间和凌晨，以春秋最为多见。

多数患者用止咳化痰药和抗生素治疗，疗效差，而应用糖皮质激素、支气管舒张剂、β_2受体激动剂治疗，症状可缓解，同时变异性哮喘患者也会出现胸闷、呼吸困难等现象。

哮喘患者急性发作时，以流质或半流质饮食为佳，调味宜清淡，避免冷食冷饮。饮食宜少吃多餐，不可过饱，很多发作是因过饱引起。此外，急性发作，尤其是哮喘持续状态的患者，因大量出汗，丢失了很多水分，易造成痰黏稠不易咳出，阻塞气道，加重喘息。因此，应当考虑水分的补充，每日饮水应达2000mL，甚至更多；有条件时，参考血电解质变化，给予补液。发作期内，尽量不食鱼腥海味，特别对已知引起哮喘的食物更应禁止食用。

3. 鉴别诊断

变异性哮喘相当于中医学的"咳嗽"。肺气不清，失于宣肃，上逆作声而引起咳嗽为其证候特征。咳嗽、咳痰是本证的主要症状。由于病因和机体反应性的不同，则出现相应的症状和特征。

外感引起的咳嗽、咳痰大多伴有发热、头痛、恶寒等，起病较急，病程较短。

内伤所致咳嗽，一般无外感症状，起病慢，病程长，常伴有脏腑功能失调的证候。咳嗽与外邪的侵袭及脏腑功能失调有关。正如《医学三字经》所说："肺为脏腑之华盖，呼之则虚，吸之则满，只受得本脏之正气，受不得外来之客气，客气干之则呛而咳矣；亦只受得脏腑之清气，受不得脏腑之病气，病气干之，亦呛而咳矣。"

咳嗽的病因，一是外感六淫之邪，二是脏腑之病气，均可引起肺气不清失于宣肃，迫气上逆而作咳。无论外感或内伤所致的咳嗽，均累及肺脏受病，由肺气不清失于宣肃所致，故《景岳全书·咳嗽》说："咳证虽多，无非肺病。"《医学心悟》指出："肺体属金，譬若钟然，钟非叩不鸣，风寒暑湿燥火六淫之邪，自外击之则鸣，劳欲情志，饮食炙煿之火自内攻之则亦鸣。"提示咳嗽是内、外病邪犯肺，肺脏为了祛邪外达所产生的一种病理反应。

外感咳嗽属于邪实，为外邪犯肺、肺气壅遏不畅所致，若不能及时使邪外达，可进一步发生演变转化，表现风寒化热、风热化燥，或肺热蒸液成痰等情况。

内伤咳嗽多属邪实与正虚并见。病理因素主要为"痰"与

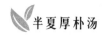

"火"。但痰有寒热之别，火有虚实之分；痰可郁而化火，火能炼液灼津为痰。他脏及肺者，多因邪实导致正虚，如肝火犯肺每见气火耗伤肺津，炼液为痰。痰湿犯肺者，多因脾失健运，水谷不能化为精微上输以养肺，反而聚为痰浊，上贮于肺，肺气窒塞，上逆为咳。若病久，肺脾两虚，气不化津，则痰浊更易滋生，此即"脾为生痰之源，肺为贮痰之器"的道理。甚者病延及肾，由咳至喘。如痰湿蕴肺，遇外感而引触，转从热化，则可表现为痰热咳嗽；若转从寒化，则可表现为寒痰咳嗽。至于肺脏自病的咳嗽则多因虚致实。如肺阴不足每致阴虚火旺，灼津为痰，肺失濡润，气逆作咳，或肺气亏虚，肃降无权，气不化津，津聚成痰，气逆于上，引起咳嗽。外感咳嗽与内伤咳嗽还可相互影响为病，病久则邪实转为正虚。外感咳嗽如迁延失治，邪伤肺气，更易反复感邪，而致咳嗽屡作，转为内伤咳嗽；肺脏有病，卫外不固，易受外邪引发或加重，特别在气候变化时尤为明显。久则从实转虚，肺脏虚弱，阴伤气耗。由此可知，咳嗽虽有外感、内伤之分，但有时两者又可互为因果。

（二）临床运用

杨琍舒总结黄煌教授运用半夏厚朴汤治疗咳嗽变异性哮喘，疗效显著。

江丽平选择 2009 年 12 月～2010 年 12 月间呼吸科住院的 CVA 患者 100 例，诊断标准参照全国《咳嗽变异性哮喘的防治指南》，病情程度为中、重度。随机分为观察组和对照组各 50 例，观察组男 28 例，女 22 例，平均年龄（32.3±6.5）岁，平均病程（9.0±6.2）年；对照组男 26 例，女 24 例，平均年龄（31.5±6.6）岁，平均病程（8.9±6.4）年。两组一般资料比较，无显著性差异（$P > 0.05$），具有可比性。观察组采用半夏厚朴汤联合孟鲁司特治疗，孟鲁司特咀嚼片 10mg，每晚顿服；半夏厚朴汤水煎服，每日 2 剂，早晚各 1 剂。对照组采用孟鲁司特咀嚼片 10mg，每晚顿服。疗程均为 1 个月。结果：观察组总有效率 84%，对照组 56%，两组疗效比较有显著性差异（$P < 0.05$）。结论：半夏厚朴汤联合孟鲁司特治疗 CVA 疗效确切。

王海玲选取 2016 年 5 月～2017 年 4 月我院收治的咳嗽变异性哮喘患者 84 例作为研究对象，所有患者均符合《中国支气管哮喘防治指南》中的咳嗽变异性哮喘诊断标准。将其随机分为对照组和观察组各 42 例。对照组男 25 例，女 17 例，观察组男 19 例，女 23 例，排除药物过敏、认知功能障碍、帕金森病、精神病、严重心肺及肾脏功能障碍、妊娠及哺乳期病例。两组性别、年龄、病程等一般资料比较差异无统计学意义（$P > 0.05$），具有可比性。对照组给予孟鲁司特咀嚼片（杭州默沙东制药有限公司，国药准字 J20070058）10mg，半夏厚朴汤，药用：半夏 130g，生姜 75g，茯苓 60g，厚朴 45g，苏叶 30g。根据患者病情辨证加减：多汗者加黄芪、白术、防风各 10g；肝郁者加郁金、合欢花各 10g；多痰者加紫苏子 6g；流涕、鼻塞者加白芷、薄荷、辛夷各 6g；消化不良者加陈皮 6g。药以 1.4L 清水煎煮，取 0.8L，1 剂/日，早晚分服。7 天为 1 个疗程，两组均治疗 4 个疗程。两组临床疗效比较观察组治疗总有效率 88.10%，对照组治疗总有效率 61.90%，比较差异有统计学意义（$P < 0.05$）。

程娜娜、侯宇辉选取 2012 年 7 月～2015 年 4 月门诊及住院 CVA 患者 80 例，均符合 2009 年中华医学会呼吸病学分会哮喘学组拟定的《咳嗽的诊断与治疗指南》中咳嗽变异性哮喘的诊

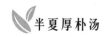

断标准，随机分为试验组和对照组各 40 例，病情均为轻、中度。试验组与对照组在性别、年龄、病史、病情等方面的差异无统计学意义（$P < 0.05$），具有可比性。排除标准：有严重肺系疾病，如慢性阻塞性肺疾病、肺癌、肺结核者；有本处方药物过敏史者；有外感发热者；合并心血管、肝、肾和造血系统等严重原发性疾病者；精神病患者；入院前 2 周使用糖皮质激素、白三烯受体调节剂或 β_2 受体激动剂药物者。治疗方法：试验组采用半夏厚朴汤联合沙美特罗替卡松粉吸入剂治疗，沙美特罗替卡松粉吸入剂 50/250μg，2 次/天，1 吸/次；半夏厚朴汤：半夏、茯苓各 12g，厚朴、紫苏叶各 9g，生姜 15g，水煎服，1 剂/天，分早、晚 2 次，餐后半小时温服。对照组采用沙美特罗替卡松粉吸入剂 50/250μg，2 次/天，1 吸/次。疗程均为 30 天。试验组总有效率及愈显率分别为 95.0%、65.0%，对照组分别为 77.5%、37.5%。两组疗效比较，有显著性差异（$P < 0.05$）。结论：半夏厚朴汤治疗咳嗽变异性哮喘临床有效。

陈建新选 2015 年 3 月～2017 年 3 月就诊的 120 例咳嗽变异性哮喘患者，同时排除了合并肺结核病、肺癌、慢性阻塞性肺病等严重肺系疾病患者、合并心肝肾及造血系统患者、严重精神疾病患者以及近 2 周应用过白三烯受体调节剂、糖皮质激素等药物的患者。120 例患者按照不同的治疗方式随机分为观察组（60 例）和对照组（60 例），观察组中男 27 例，女 33 例；患者年龄 19～63 岁，平均年龄（37.1 ± 11.9）岁；病程 1～10 个月，平均（3.9 ± 1.7）个月。对照组中男 25 例，女 35 例；患者年龄 19～63 岁，平均年龄（36.9 ± 11.6）岁；病程 1～11 个月，平均（3.8 ± 1.9）个月。两组患者性别、年龄以及病程等一般资料经过统计学软件处理并没有发现明显差异（$P >$

0.05）。方法：对照组患者采用复方甲氧那明治疗，给予 2 粒复方甲氧那明口服，3 次/日，连续治疗 8 周为 1 个疗程。观察组患者在对照组的治疗基础上采用加味半夏厚朴汤治疗，具体中药方如下：半夏、茯苓各 15g，厚朴 10g，生姜 5g，苏梗 10g，五味子 5g，桔梗 10g。上述中草药加水煎煮，每天 1 剂，分两次餐后半小时温服。观察组患者治愈 12 例（20.0%），显效 27例（45.0%），有效 18 例（30.0%），无效 3 例（5.0%）；对照组治愈 5 例（8.3%），显效 18 例（30.0%），有效 24 例（40.0%），无效 13 例（21.7%）。观察组患者的治疗总有效率（95.0%）相对于对照组（78.3%）显著升高（$P < 0.05$）。

于得海选取 2015 年 1 月~2017 年 5 月收治的咳嗽变异性哮喘患者 200 例作为研究对象，根据平均分配的原则，随机分为两组，观察组与对照组各 100 例。其中观察组男 40 例、女 60例，病程 1 个月至两年半；对照组男 45 例、女 55 例，病程 1个月~3 年。对两组的一般资料进行详细比较，并未发现明显差异，差异无统计学意义（$P > 0.05$）。对照组患者应用中成药肺宁颗粒实现治疗过程。肺宁颗粒主要成分包括返魂草的提取物；服用方法：开水冲服，每天的服用剂量为 1 次 10g，1 日 3次，连续用药 21 天。观察组使用加味救割全生汤合半夏厚朴汤进行患者治疗。救割全生汤：人参 15g，当归 45g，荆芥 5g。半夏厚朴汤：半夏、茯苓各 12g，厚朴、紫苏叶各 9g，生姜 15g。清水煎煮之后服用，每天服用 1 剂，早晚饭之后分两次服下，连续用药 21 天。对照组的治愈率 32.0%，总治疗有效率为78.0%；观察组的治愈率 58.0%，总治疗有效率为 94.0%，两组数据比较差异明显，差异有统计学意义（$P < 0.05$）。结果表明，加味救割全生汤合半夏厚朴汤可以有效治疗咳嗽变异性哮

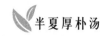

喘，特别是在减低远期复发率上明显优于肺宁颗粒，利用加味救割全生汤合半夏厚朴汤进行治疗半年之后的咳嗽变异性哮喘的复发率显著低于肺宁颗粒治疗的复发率，明显提高了治疗总有效率，临床上应用价值极高。

第二节　心血管系统疾病

一、心律失常

（一）疾病简介

心律失常是指心脏冲动的起源部位、节律、频率、传导速度与激动次序等任一项异常，可以由高血压性心脏病、心力衰竭、冠心病、甲亢、病毒性心肌炎、自主神经功能紊乱等多种疾病引起。以心悸、心跳停歇感、乏力、胸闷、眩晕，甚则昏厥，心电图提示各种心律失常为主要临床特征。各类过早搏动、阵发室上性或室性心动过速、心房纤维颤动、房室传导阻滞、病态窦房结综合征等均为心律失常的临床常见类型。心律失常可见于正常人，但大多见于器质性心脏病患者，如心肌炎、冠心病、心肌病、风心病、心功能衰竭等，以及洋地黄、奎尼丁等药物中毒。心律失常是心血管疾病中重要的一组疾病。它可单独发病亦可与心血管病伴发。在心血管系统疾病中，心律失常是最为严重的病症之一。心律失常的危害在于它不但可加重原有心脏疾病，如加快心力衰竭的进展，而且还可导致患者突然死亡，严重威胁人类健康。

中医学对心律失常无此病的明确记载，根据其临床证候，当属中医学中的"心悸""胸痹""眩晕""晕厥""迟脉证""缓脉证"等范畴。《素问·至真要大论》中的"心澹澹大动"和《灵枢·本神》讲的"心怵惕"，与惊悸、怔忡的临床表现相吻合。东汉张仲景的《金匮要略》中"寸口脉动而弱，动则为惊，弱则为悸"和《伤寒论》"太阳病，小便利者，以饮水多，必心下悸"的描述，是对"心悸"病名的最早记载。宋代严用和提出了"怔忡"的病名，其在《济生方·惊悸怔忡健忘门》认为"夫怔忡者，此心血不足也"。明代吴崑《医方考》将由惊所致之怔忡命名为"惊气怔忡"。

　　关于病因病机，《素问·经脉别论》指明了惊恐也是心悸的病因病机之一，认为惊恐不但因"惊则气乱"而致气喘，而且能伤心，使心神不安而致心悸病。东汉张仲景的《伤寒论》与《金匮要略》认为主要惊悸的原因是由惊扰、水饮、虚劳及汗后受邪等因素引发的。唐代孙思邈的《备急千金要方·心脏脉论》又提出因虚致悸的观点。以清代叶天士的观点为代表，对惊悸的认识更臻完善。叶天士认为病因主要有内伤七情、操持劳损、痰饮或水湿上阻，清阳失旷；或本脏阳气自虚，痰浊乘侮，水湿内盛，上凌于心；或宿哮痰火，暑热时邪，传入心神。中医学认为：心律失常的原因多因体质素虚，情志内伤，以及外邪侵袭所致，病位在心，病理变化主要有虚和实两大类。虚为气、血、阴、阳亏虚，致心气不足或心失所养；实则多为痰饮内停或血脉瘀阻，以致心脉不畅，心神失养。虚实两者常互相夹杂，虚证之中常兼痰浊、水饮或血瘀为患，表现在阳气不足、阴液亏损、心失所养；实证之中，则多有脏腑虚衰的表现，多为痰饮内停、瘀血阻滞、心脉不畅所致。具体而言：

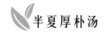

1. 快速型心律失常的病因

中医阳热类心律失常（快速类，类似于西医诊断的快速型心律失常）。阳热类心律失常形成的关键病机是心脏亏虚、"热"，必然环节是"血脉瘀阻"，根本因素是"心脏亏虚"。主要病机是血脉瘀阻，瘀而化热。

2. 缓慢型心律失常的病因

中医阴寒类心律失常（缓慢类，类似于西医诊断的缓慢型心律失常）。阴寒类心律失常的特点是脉搏迟缓，或迟缓而兼有间歇，或三五不调等涩滞不通之象。形成本病的关键是"阴寒"，必然环节是"心脉瘀阻"，根本因素是"心、脾、肾脏亏虚"。主要病机是阴血不足，或心、脾、肾阳气亏虚，痰饮、寒湿之邪阻滞心脉，心脉瘀阻不畅。

现代医家刘渡舟将心悸的论治归纳为二：一是心虚失养心悸，二是心被邪扰作悸。黄文东认为心悸的发生，脉络瘀阻是导致心动悸脉结或代的关键，一般由心气虚弱、阴血亏虚、痰浊扰心、瘀血阻滞等因素所致，有虚有实。华明珍认为心律失常系本虚标实之疾，本虚以肾虚为主，标实主要为瘀血，治疗重在补肾活血。彭履祥认为心律失常究其成因，不外本脏自病及心，他病及心两类。本脏自病者，或责于实，求诸于痰结、瘀阻、火扰、水凌诸因，或归于虚，缘由气血阴阳之不足；他病累及所致心悸者，从心、肝、脾、肺、肾五脏论治。现代医家对心律失常的认识在前人的基础上提出了新的见解，使中医对心律失常的认识更趋完善。

（二）临床运用

杨珮舒总结黄煌应用半夏厚朴汤治疗肝郁痰凝心律失常数

则，疗效显著。

（三）精选医案

姜某，女，57 岁，会计。2012 年 3 月初诊。

症见心慌乱、心悸、胸闷，自觉早搏，生气及劳累后发作频繁；平素易乏力、脾气暴躁，饮食一般，食后腹胀，睡眠欠佳，舌淡红苔白腻，脉弦滑。既往有高血压、糖尿病病史，曾于 2011 年 9 月行射频消融术，术后常规口服胺碘酮，每次 1 片，每天 1 次。动态心电图示：窦性心律，频发室早、房早，未下传，房早二联律、三联律，短阵房速，频发室早二联律、三联律，T 波改变。

辨证：肝气郁滞，痰郁扰心证。

处方：四逆散合半夏厚朴汤加味：

柴胡 12g，杭芍 15g，炒枳壳 15g，半夏 12g，茯苓 15g，川朴 15g，苏梗 9g，川连 15g，甘松 30g。14 剂，每日 1 剂，水煎服。

二诊：诉心慌胸闷缓解，易心烦、心悸、失眠。原方加生地黄 30g、生龙牡各 30g。14 剂，每日 1 剂，水煎服。胺碘酮改为每次半片，每天 1 次。

三诊：诉偶有心慌、乏力、盗汗、失眠，上方改生地黄 45g，川连 30g，加苦参 20g，磁石 30g。后制成丸剂，每丸 9g，每次 1 丸，每天 2 次，至今胺碘酮已停药，未再反复。

按语：本案为"心悸"案例，属肝气郁滞，痰郁扰心证。《证治准绳·悸》云："心悸之由，不越二种，一者虚也，二者饮也。"《证治准绳·惊悸恐总论》云："……心血一虚，神气失守，失守则舍空，舍空而痰入客之，此惊悸之所由发也。"

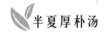

患者平素脾气暴躁，肝气不舒，脾胃失于宣降，津液不布，聚而为痰，气郁痰阻，忤犯心神，心神动摇，则心悸、心慌乱；心病不能推动血脉，血行不畅，另痰浊内盛，壅于胸中，则发为胸闷；心悸多为情志不遂而诱发，而烦劳耗气伤津，亦可加重病情；情志不遂，肝气犯脾，脾胃运化失常，则食后腹胀；痰扰心神，心神不安，可见失眠。舌红苔白腻，脉弦滑是佐证。本案例方用四逆散疏肝解郁，畅达胸中窒塞之气；半夏厚朴汤苏叶易苏梗行气化痰宽胸。另加黄连防痰郁化热；甘松行气开郁，所含缬草酮有抗心律失常的作用；生地黄滋阴养血，防温燥药助热伤津；生龙牡镇惊安神；苦参清肝泻火，安五脏，定志益精；磁石重镇宁心安神，定惊悸，安魂魄。全方共奏疏肝理气、解郁化痰之功。

二、心绞痛

（一）疾病简介

心绞痛是冠状动脉供血不足，心肌急剧的暂时缺血与缺氧所引起的以发作性胸痛或胸部不适为主要表现的临床综合征。特点为前胸阵发性、压榨性疼痛，可伴有其他症状，疼痛主要位于胸骨后部，可放射至心前区与左上肢，劳动或情绪激动时常发生，每次发作持续3~5分钟，可数日1次，也可1日数次，休息或用硝酸酯类制剂后消失。本病多见于男性，多发于40岁以上，劳累、情绪激动、饱食、受寒、阴雨天气、急性循环衰竭等为常见诱因。心肌供血不足主要源于冠心病。有时，其他类型的心脏病或失控的高血压也能引起心绞痛。如果血管中脂肪不断沉积，就会形成斑块。斑块若发生在冠状动脉，就会导致其缩窄，进一步减少其对心肌的供血，就形成了冠心病。冠状动脉内脂肪不断沉积逐渐形成斑块的过程称为冠状动脉硬化。一些斑块比较坚硬而稳定，就会导致冠状动脉本身的缩窄和硬化。另外一些斑块比较柔软，容易碎裂形成血液凝块。冠状动脉内壁这种斑块的积累会以下两种方式引起心绞痛：①冠状动脉的固定位置管腔缩窄，进而导致经过的血流大大减少。②形成的血液凝块部分，或者全部阻塞冠状动脉。常由于体力劳动、情绪激动、饱餐、惊吓和寒冷所诱发。典型的心绞痛常在相似的劳动条件下发作，病情严重者也可在吃饭、穿衣、排便或休息时发生，疼痛发生于劳动或激动的当时，而不是一天或一阵劳累过后。安静状态下发作的心绞痛，是冠状动脉痉挛的结果。心肌缺血时疼痛的发生机制，可能是心肌无氧代谢中某些产物（如乳酸、丙酮酸等酸性物质或类似激肽的多肽类物质）刺激心脏内传入神经末梢所致，且常传播到相同脊髓段的皮肤浅表神经，引起疼痛的放射。多表现为闷痛、压榨性疼痛或胸骨后、咽喉部紧缩感，有些患者仅有胸闷。可分为典型性心绞痛和不典型性心绞痛。

典型心绞痛的症状：突然发生的位于胸骨体上段或中段之后的压榨性、闷胀性或窒息性疼痛，亦可能波及大部分心前区，可放射至左肩、左上肢前内侧，达无名指和小指，偶可伴有濒死感，往往迫使患者立即停止活动，重者还出汗。疼痛历时1～5分钟，很少超过15分钟；休息或含服硝酸甘油，疼痛在1～2分钟内（很少超过5分钟）消失。常在劳累、情绪激动（发怒、焦急、过度兴奋）、受寒、饱食、吸烟时发生，贫血、心动过速或休克亦可诱发。

不典型心绞痛的症状：疼痛可位于胸骨下段、左心前区或

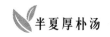

上腹部，放射至颈、下颌、左肩胛部或右前胸，疼痛可很快消失或仅有左前胸不适、发闷感。常见于老年患者或者糖尿病患者。

冠心病心绞痛属于中医学"胸痹""心痛"的范畴。病因病机为本虚标实，虚实夹杂。本虚多表现为气虚、心阳虚及气阴两虚；标实多表现为血瘀、气滞、痰浊、寒凝，临证时要注意辨证论治。仲景早在《金匮要略·胸痹心痛短气病脉证治》中对胸痹心痛的病因病机进行了深刻的论述："夫脉当取太过不及，阳微阴弦，即胸痹而痛，所以然者，责其极虚也。"认为"阳微阴弦"是胸痹心痛的病机，指出了上焦阳虚，寒邪痰饮等阴邪上乘，致胸阳闭塞，不通则痛的实质，同时也指出了胸痹心痛本虚标实的病性特点。

1. 寒凝心脉

《素问·举痛论》"帝曰：愿闻人之五脏卒痛，何气使然？岐伯对曰：经脉流行不止，环周不休，寒气入经而稽迟，泣而不行，客于脉外则血少，客于脉中则气不通。故卒然而痛。"此虽非专指心痛而论，但结合同篇"心痹者，脉不通"之说，可以认为寒邪与胸痹心痛密切相关。

寒邪是导致胸痹心痛的重要病因，《黄帝内经》中有多处提及。如《素问·至真要大论》"寒淫所胜，血变脉中……民病厥心痛"，同篇"寒厥入胃，则内生心痛……"《素问·六元正经大论》："故民病寒客心痛，腰椎痛……"《素问·调经论》："寒气积于胸中而不泻，不泻则温气去，寒独留则血凝泣，凝则脉不通。"又如《诸病源候论》："寒气客于五脏六腑，因虚而发，上冲胸间，则胸痹。"均说明了由于寒邪入侵，凝于脉中，心脉痹阻而发为胸痹心痛。

2. 热邪侵袭

胸痹心痛与热邪侵袭相关首见于《黄帝内经》。《素问·刺热》："心热病者，先不乐，数日乃热，热争则卒心痛，烦闷善呕，头痛面赤无汗。壬癸甚，丙丁大汗，气逆则壬癸死，刺手少阴太阳。"明确提出热可致心痛，并阐述了临床表现、预后。而后《灵枢·厥论》"手心主少阴厥逆，心痛引喉，身热，死不可治"的记载也说明热邪与胸痹心痛相关。常因过食肥甘，喜食煎炸之品或饮酒、吸烟，伤及肺胃，痰热内蕴；或因工作烦劳，肝气郁结，久郁化热；或外感热邪，内舍于心而发为胸痹心痛。

3. 年老体衰

《素问·上古天真论》曰："……五八，肾气衰……六八，阳气衰竭于上……七八……天癸竭，精少，肾脏衰，形体皆极……"又如张景岳云："命门为元气之根，为水火之宅，五脏之阴气非此不能滋，五脏之阳气非此不能发。"由此可知，肾为先天之本，包括肾阴、肾阳两个方面，人体脏腑肤骸，皆赖以滋养，而生长发育也以此为物质基础。年老体衰，或久病伤肾致肾阳不足，命门火衰，则无以温养他脏，而致心阳虚衰。心阳不足，寒从中生，不能温煦脾胃，则致脾胃运化不能，气血生化乏源，营血虚少，脉道不充，血流不畅，而心脉失养；若致肾阴不足，不能上滋心阴，则可致心阴不足；肝肾同源，水火既济，若肾阴不足造成肝阴不足，水亏火旺，则致阴虚阳亢；肾藏精，精化生气血，如肾虚封藏不足，无以化生气血，可致心脉不充，气血两虚而发胸痹心痛。

4. 内伤七情

长期持续的不良情志刺激，可使精神压力增大，或由于过

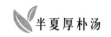

度的忧思恼怒，人体脏腑阴阳失调、功能紊乱、气血运行失常，从而导致疾病的发展，即"情志所伤"。而"心主神志"，又"主血脉"，故情志所伤与胸痹心痛发病关系尤为密切。如《灵枢·口问》云："忧思则心系急，心系急则气道约，约则不利。"又如《素问·血气形志》："形乐志苦，病生于脉。"王冰注："志谓心志……志苦，谓结虑深思。"思虑过重则气滞血凝，病生于心脉。晋代王叔和《脉经·心手少阳经病证》说："愁忧思虑则伤心……心伤者，其人劳倦即头面赤而下重，心中痛彻背。"清代沈金鳌《杂病源流犀烛》亦指出："……心痛之不同于此，总之七情之由作心痛。"《太平圣惠方》亦有云："夫思虑烦多则损心，心虚故邪乘之。"可见内伤七情也是胸痹心痛的重要病因病机。

5. 饮食不节

《素问·生气通天论》曰："味过于甘，心气喘满。"《素问·五脏生成论》："多食咸，则脉凝泣而变色。"偏嗜咸食则脉涩，气血不通而发生心痛。又如《证因脉治》说："胸痹之因，饮食不节，饥饿损伤，痰凝血滞，中焦混浊，则闭食闷痛之症作矣。"饮食不节，过食膏粱厚味，易伤脾胃，化为痰浊。痰浊郁久生热则消烁阴液，不能濡润脉道，导致脉道坚硬，影响血液供应心脏。另一方面，滋长阴浊弥漫，极易化为脂液，因其性质黏腻，浸淫脉道，附着于脉壁，造成心脉壅塞，不能运血于心脏。这些都会加重心脉的痹阻及心络的挛急而突发冠心病。正如《儒门事亲》说："夫膏粱之人……酒食所伤。胸闷痞膈，醉心。"可见饮食不节也是胸痹心痛的病因病机。

6. 血瘀

《素问·痹论》云：痹"在于脉则血凝而不流"。"凝而不流"即血瘀，同篇"心痹者，脉不通"，又"涩则心痛"（《素问·脉要精微论》），指出血脉瘀涩也可发生心痛。血瘀常由心气血阴阳不足，阴寒、痰浊、气滞等邪气留踞胸中，致使血脉瘀滞，因此心血脉瘀滞"不通则痛""不荣则痛"而发为胸痹心痛。

7. 痰饮

《黄帝内经》中把痰饮列为心痛的病因之一，如《素问·至真要大论》曰："岁太阴在泉……民病饮积心痛。"《灵枢·本脏》云："肺大则多饮，善病胸痹。"主要是过食膏粱厚味，易伤脾胃，化为痰浊。或素体脾虚，运化失常，则痰浊内生，或阴虚火旺，热灼津液而为痰，痰热上犯于心，心脉痹阻而发胸痹心痛。

8. 其他

如其他脏腑病变亦可累及心而发为胸痹心痛，如脾、肝、肾、胃等脏腑病变，在一定条件下，均可累及心而引发"胸痹心痛"。因此，古籍有"脾心痛""肝心痛"等记载。又如血虚亦可发为胸痹心痛，血虚则脉中血少而致脉收敛，脉络相引而痛。如《素问·举痛论》曰："脉泣则血虚，血虚则痛，其俞注于心，故相引而痛。"指出心痛的发作，与背俞之脉血液凝泣、供血不足有关等。

（二）临床运用

杨珂舒总结黄煌应用半夏厚朴汤治疗肝郁痰凝心绞痛数例，疗效显著。

（三）精选医案

案例1　龚某，女，66岁，长春市人，2010年3月20日

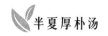

初诊。

主诉：口吐白色黏液、呃逆，夜间憋闷4月余，加重1月。

现病史：2009年12月无明确原因出现口吐白色黏液，每天3~5次，泛酸，餐后呃逆，夜间心区憋闷，全身乏力，食欲不振，常服丹参片治疗。1月前病情加重，被多数医院诊为"心悸"等，服用多种中西药物及偏方，症状愈重，经患者介绍来诊。

刻诊：每天口吐白色黏液20余次，泛酸昼甚，餐后呃逆加重，夜间心区憋闷呈濒死感，精神高度紧张，阵发性咳嗽，纳差，已不能操持家务。查：P 68次/分，律不齐，间歇脉3~2次/分；BP 143/94mmHg。神疲。舌红、苔白腻，脉弦数。

中医诊断：心悸。

辨证：湿热兼瘀。

治法：清热利湿，健脾和胃，降逆化瘀。

处方：茯苓15g，厚朴8g，柿蒂50g，乌贼骨40g，陈皮5g，炒麦芽5g，清半夏5g，莱菔子8g，丹参30g。3剂，日1剂，水煎，日3次服。

2010年3月24日二诊：第1剂药服后，咳嗽仅2次，白天吐白色黏液10余次，夜间吐1次，泛酸、餐后呃逆均减轻，夜间心区憋闷两次；查：P 68次/分，律不齐，间歇脉2~1次/分；BP 128/80mmHg。未服降压药；舌红、苔薄白，脉沉。处方：前方加白果5g。6剂。

2010年3月31日三诊：泛酸仅1次，余症消失；舌淡，苔薄白，脉沉。前方继服3剂。

2010年4月5日四诊：到外市（约4小时车程）扫墓后出现便秘，餐后泛酸，心区憋闷，1分钟后自行缓解。

案例2 曹某，男，49岁，干部。于1983年5月9日入院。

患者 1 年前因胸胁胀闷不舒就诊。经某县人民医院诊断为缺血性心脏病，治疗效果不显。近半月来，胸闷加重，时有隐痛，心慌不安，两胁肋胀满难耐，急躁易怒。每早起床必咳吐几口白色黏稠之痰，口苦，近几天晨起眼睑微肿，面如纱蒙。常觉短气，动则更甚，倦怠思卧，食少便溏，面黄少华，舌质淡苔微黄滑腻，脉弦细缓而结。心率 56 次/分，心律不齐出现约 10 次/分。心电图示：左室高电压，右前半束枝传导阻滞。四诊合参，辨为气郁痰结，心脉痹阻型，治宜化痰散结，行气活血之法。方以半夏厚朴汤加减：

法半夏 7g，厚朴花 9g，紫苏梗 9g，茯苓等 12g，全瓜蒌18g，薤白 9g，枳壳 7g，竹茹 10g，陈皮 5g，玫瑰花 7g，黄芩7g，丹参 18g，郁金 9g，太子参 15g，炙甘草 3g，生姜 5 片，红枣 6 枚。4 剂，水煎服。

1983 年 5 月 14 日二诊：胸闷好转，余症同前，上方 3 剂。

5 月 17 日三诊：胸闷大减，结脉基本未出现。两胁下痛，头昏乏力。上方去黄芩等，加远志 6g，石菖蒲 6g 续服。

5 月 23 日四诊：胁肋痛轻，因腹胀痛，小便短赤，上方加炒栀子 7g，泽泻 12g，猪苓 9g。

1983 年 5 月 27 日五诊：胸闷基本消失。头昏，有时心悸，心率 68 次/分，有时出现结脉，约 2 次/分，苔滑。继服上方3 剂。

1983 年 7 月 13 日六诊：期间以白参或红参易太子参，并随症稍事增减。诸症消失，舌脉之象渐趋正常，精神振作，面色红润，出院。

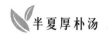

第三节　消化系统疾病

一、反流性食管炎

（一）疾病简介

反流性食管炎（RE）是由胃、十二指肠内容物反流入食管引起的食管炎症性病变，内镜下表现为食管黏膜的破损，即食管糜烂和（或）食管溃疡。反流性食管炎可发生于任何年龄的人群，成人发病率随年龄增长而升高。中老年人、肥胖、吸烟、饮酒及精神压力大是反流性食管炎的高发人群。胆碱能和 β - 肾上腺素能激动剂药、α - 肾上腺素能拮抗药、多巴胺、安定、钙受体拮抗剂、吗啡及脂肪、酒精、咖啡因和吸烟等多种与食物因素均可影响 LES 功能，诱发 GER。此外，妊娠期、口服含黄体酮避孕药期和月经周期后期，血浆黄体酮水平增高，GER 的发生率也相应增加。临床表现，食管炎的严重程度与反流症状无相关性。反流性食管炎患者表现有胃食管反流的典型症状，但也可无任何反流症状，仅表现为上腹疼痛、不适等消化不良的表现。严重的食管炎患者临床表现并不一定很严重。典型症状表现为胸骨后烧灼感（烧心）、反流和胸痛。烧心是指胸骨后向颈部放射的烧灼感，反流指胃内容物反流到咽部或口腔。反流症状多发生于饱餐后，夜间反流严重时影响病人睡眠。疾病后期食管瘢痕形成狭窄，烧灼感和烧灼痛逐渐减轻，但出现永久性咽下困难，进食固体食物时可引起堵塞感或疼痛。严重食管炎者可出现食管黏膜糜烂而致出血，多为慢性少量出血。

长期或大量出血均可导致缺铁性贫血。临床治疗内科常规治疗，促进食管和胃的排空，降低胃酸，甚至外科手术，治疗的目的是修补疝裂孔、抗反流纠正食管狭窄。

中医没有反流性食管炎这一命名，《中医临床诊疗术语》将本病称为"食管瘅"。反流性食管炎在古医籍中或称"吞酸""咽酸""噫醋""醋心""吐酸""胃反"等，或是描述为自觉胃中酸醉而无酸水泛出，没有固定对应的病名。现代中医学认为反流性食管炎属于"吐酸""嘈杂""胸痛""噎膈""呕吐"等范畴，临床易同胃痛、胸痹等病相混淆。反流性食管炎临床主要表现为吞酸、烧心、嗳气，临床上有寒热之别，肝胃之分。《黄帝内经·素问》云："诸呕吐酸，暴注下迫，皆属于热。"刘完素承袭《素问》对酸为热证之识，认为"酸者，肝木之味也。由火盛制金，不能平木，则肝木自甚，故为酸也。如饮食热则易于酸矣。"李东垣却说："酸者，收气也，西方肺金旺也。寒水乃金之子，子能令母实，故用大咸热之剂泻其子，以辛热为之佐，而泻肺之实。《病机》作热攻之，误矣。盖杂病醋心，浊气不降，欲为中满，寒药岂能治之乎。"一主乎热，一言其寒，两者看似相背，实则论述了反流性食管炎病因的两个方面。故高鼓峰在《医家心法·吞酸》中指出："凡是吞酸，尽属肝木曲直作酸也……盖寒则阳气不舒，气不舒则郁而为热，热则酸矣。然亦有不因寒而酸者，尽是木气郁甚，熏蒸湿土而成也，或吞酸或吐酸也。又有饮食太过，胃脘填塞，脾气不运而酸者，是郁之极，湿热变蒸，如酒缸太热甚则酸也。然总是木气所致。"古代文献论述吞酸之证，多由肝气郁结、胃气不和而发。或因肝气犯胃，或因脾胃虚寒、寒湿内阻，或因饮食积滞，最后均有从热化而为酸的病理过程。肝木在吞酸的发病

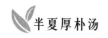

过程中起了关键作用，从热化酸为该病发病的必经之路。我们通过近现代文献研究结果得出，本病以肝胃郁热和肝胃不和最为多见，主病位在胃、肝、脾，病性以实证为主，寒热有别，热多寒少。反流性食管炎发病，以气滞为先，多郁而化热，以热证多见，多兼夹痰湿等病理因素，发展至后期，耗伤正气，多兼夹气虚、阳虚，后期病情迁延不愈，久则入血入络，可见血瘀之证。化热为该病病程发展的必经之路。临床常见证候以热证多见，无单纯寒证。治疗当首先辨明寒热，以调肝为根本。热则泄肝和胃、苦辛通降，寒则温中散寒、和胃制酸，积食则消导和中，兼痰则化痰祛湿。病机多由肝气郁结、胃气不和而发。其中有偏寒、偏热和寒热错杂之不同。属热者，多由肝郁化热而致；属寒者，可因寒邪犯胃，或素体脾胃虚寒而成；饮食停滞而泛酸嗳腐者，为食伤脾胃之故。中医治疗当首先辨明寒热，以调肝为根本。热则泄肝和胃、苦辛通降，寒则温中散寒、和胃制酸，积食则消导和中，兼痰则化痰祛湿。

（二）临床运用

金仕洪等运用半夏厚朴汤加减治疗慢性胃炎取得较好疗效，特别是胃食管反流性胃炎，临床多伴随恶心、呕吐、腹胀等痰饮内停证候表现，常以半夏厚朴汤为基础方，并随症加减，如腹胀者加用枳实、陈皮、白术、枳壳、甘草、茯苓；恶心、呕吐者加用旋覆花、代赭石降逆止呕。

（三）精选医案

沙某，男，43岁，2013年6月25日初诊。

当年4月感冒后一直咳嗽，伴咽部不适，先后行全胸片、胸部CT检查未见明显异常，外院屡用抗感染、化痰、抗过敏等治疗，未见明显好转。来诊时，时咳嗽，少痰，无发热、畏寒，无潮热、盗汗，夜间及饱餐后明显，无明显泛酸、嗳气，餐后胃有饱胀感，偶有泛酸、口苦，纳食尚可，二便调，舌淡红，苔薄微黄，脉细弦。追问病史，两年前曾因胃部不适行胃镜检查，提示：胆汁反流性胃炎。证属胆胃不和，肺胃气逆。方选半夏厚朴汤加减：

姜半夏10g，厚朴10g，茯苓10g，苏梗、苏子各10g，姜竹茹10g，陈皮6g，枳壳10g，煅瓦楞30g，款冬花10g，炙紫菀10g，枇杷叶10g。

服药7剂后咳嗽大减，饱胀、口苦、泛酸亦除。续服14剂症状消失，随访至今未再复发。此患者慢性咳嗽、咽部不适似有物堵，屡用化痰止咳利咽剂不效，追问病史患者曾有胆汁反流性胃炎，刻下亦有餐后饱胀、口苦、泛酸等胃部症状。知其病根在胃，胃酸、胆汁反流至咽部、气管，导致了咽部不适和慢性咳嗽，胃失和降，胃气上逆，上犯于肺，肺失宣肃，故致咳嗽、咽部不适，此当属肺胃气逆。半夏厚朴汤加竹茹、枳壳、陈皮降逆和胃，黄芩清胆，煅瓦楞制酸，辅以紫菀、款冬花、枇杷叶润肺止咳，降胃止呕。病证偏热，未用生姜，但半夏、竹茹均用生姜炮制，取去味存性之法。诸药合用，恰中病机，故收完功。

二、胃炎

（一）疾病简介

胃炎是多种不同病因引起的胃黏膜急性和慢性炎症，常伴有上皮损伤、黏膜炎症反应和上皮再生。胃炎是最常见的消化

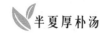

系统疾病之一。按临床发病的缓急和病程长短，一般将胃炎分为急性胃炎和慢性胃炎。急性胃炎，由多种病因引起的急性胃黏膜炎症，临床上急性发病，常表现为上腹部不适、隐痛等症状。慢性胃炎，由各种病因引起的胃黏膜慢性炎症或萎缩性病变，临床上十分常见，占接受胃镜检查患者的 80%～90%，随年龄增长萎缩性病变的发生率逐渐增高。

1. 临床表现

（1）上腹痛：大多数胃炎患者有上腹痛。上腹部疼痛多数无规律，与饮食无关。疼痛一般为弥漫性上腹部灼痛、隐痛、胀痛等。

（2）腹胀：部分患者会感腹胀。常常因为胃内潴留食物、排空延迟、消化不良所致。

（3）嗳气：有嗳气，表明胃内气体增多，经食管排出，使上腹饱胀暂时缓解。

（4）反复出血：出血是在胃炎基础上并发的一种胃黏膜急性炎症改变。

2. 体征

检查时有上腹压痛，少数患者可有消瘦及贫血。

3. 药物治疗

（1）保护胃黏膜药物，枸橼酸铋钾（CBS）、硫糖铝、氢氧化铝凝胶、胃膜素等。

（2）调整胃肠运动功能药物：上腹饱胀用多潘立酮等；打嗝、腹胀或有反流现象为主者，可用胃动力药。

4. 其他

若胃镜检查发现幽门螺杆菌阳性，应服用抗生素，克拉霉素、阿莫西林等，都有清除 Hp 的作用，一般可选用两种，常与胃黏膜保护剂和抑酸剂联合应用。制酸剂常用的药物有碳酸氢钠、氢氧化镁、氢氧化铝凝胶等。急性发作期常给予止痛药。

此病中医学没有对应的病名，可归属于中医学中"胃痛""痞满"等病证范畴。目前众医家对其病因病机认识不一，认为其发病主要与饮食、情志因素、感受邪气、脾胃虚弱等有关，病位以胃脘为主，与肝、脾两脏密切相关，病机的关键主要为脾胃虚弱。中医的辨证论治、整体调节，对治疗慢性胃炎这种易复发、难以根治的疾病有着良好疗效。

第一，饮食不节、劳倦所伤是导致慢性胃炎发生的最常见病因。若饮食不节，暴饮暴食，恣食辛热或过食生冷之物，饥饱无常，嗜饮烈酒，劳倦过度，均可导致脾胃受纳运化障碍，清浊相混而出现胃脘痛、腹胀、恶心、嗳气等症。

脾胃虚弱，运化无权，是导致慢性胃炎的决定性因素。"邪之所凑，其气必虚。"脾胃虚弱，运化失职，则导致胃内容物停滞，消化功能紊乱，水谷不能化生精微，聚成积滞和水湿，临床表现为纳呆、神疲乏力诸症。

如胃阴不足，津液匮乏，燥气横生，则胃失柔润，络脉枯萎。"阳化气，阴成形。"胃壁和腺体乃为有形之物，属阴。故胃阴匮乏与腺体萎缩的病理变化，在某种条件下有因果关系，临床表现为口干舌燥，舌红少苔或无苔等。

七情所伤，气血不和，络脉瘀阻，既是慢性胃炎常见病因病机，又是慢性胃炎发展的结果。本病多因情志内伤，肝郁化火，肝气或肝火犯胃所致。若暴怒伤肝，肝气升发太过，横逆犯胃，或忧思过度，肝郁气结失其疏泄，均可导致脾胃受纳与运化功能紊乱；若病情缠绵日久，气机不利，往往出现气滞血

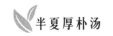

瘀。其结果使胃的微循环障碍，导致胃黏膜出现充血、水肿、糜烂等病理变化。不合理用药，不管是用药时间过长，或用量过大，都会对胃肠有刺激作用，导致消化功能紊乱。例如苦寒药物多用则败胃，辛热药物多用则耗劫胃阴。

慢性胃炎其病位在胃，与肝脾有密切关系。病机以气滞为主，日久及肝脾而瘀虚夹杂。胃喜润恶燥，以通降为顺，脾气当清，肝性条达，当以"胃宜降则和，腑以通为补"为主要原则选方用药。脾胃虚寒是慢性胃炎的关键。治疗时绝不仅仅拘泥于胃，而应补虚扶正调理阴阳，要寒凉并用、升降相应。治疗胃病常用六法：疏肝和胃法、理气通络法、清胃泄热法、温胃散寒法、清热化湿法、滋阴养胃。

（二）临床运用

金仕洪等选 2000 年 3 月～2008 年 6 月四川省仁寿县中医院门诊患者。其中男 97 例，女 70 例；18～50 岁 100 例，51～60 岁 60 例，61 例以上 7 例；患病 7～30 天 65 例，31 天以上 102 例，平均病程 96 天；病情程度分布：轻度 30 例，中度 114 例，重度 27 例。治疗以中药半夏厚朴汤加减：半夏 24g，厚朴 24g，茯苓 24g，紫苏 24g，广木香 15g，檀香 10g，乌贼骨 30，焦三仙各 30g，生姜 6g。上方加水 600mL 浸泡 25 分钟，煎沸 15～20 分钟，取汁 200mL；再加水 300mL，煎煮 15 分钟取汁 200mL；再加水 300mL，煎煮 15 分钟取汁 200mL。3 次药液混合，早、中、晚各服 100～200mL（据体质强弱）；8 天 1 个疗程，1～3 个疗程结束后进行疗效评定。临床观察期间，不采用其他的相关治疗。处方加减：肝郁化火加乌贼骨、栀子、瓦楞子；阴虚合一贯煎；伴肾阳虚者合真武汤；脾虚者加四君子汤；中焦虚寒加理中丸；食积者加枳实、椰片；胃热盛者加黄芩、黄连；感受热毒之邪者加蒲公英、鱼腥草、红藤；伴瘀血者加失笑散；呕吐盛者加竹茹、砂仁、代赭石；气滞明显加佛手、香橼。结果：临床痊愈124例，显效20例，有效12例，无效11例，总有效率93.4%；证候积分变化：治疗前症状积分（7.24 ± 2.86）分，治疗后为（（1.15 ±1.89）分，治疗后症状积分较治疗前有显著降低（$P < 0.05$）。结论：中药半夏厚朴汤加减方对慢性胃炎有较好疗效。

（三）精选医案

案例1　陈某，男，54岁。1986年10月10日诊。

自诉上腹不适，时觉隐痛，反酸、嗳气、纳差2月余，加重10天。经纤维胃镜发现，胃黏膜充血水肿，红白相间。细胞学检查，诊断为慢性浅表性胃炎。剑突下压痛，腹部柔软，未扪及包块，舌质淡红，苔薄白，脉细弦。证属肝气犯胃，痰阻气逆，肝木横逆。治宜疏肝和胃，理气化痰，调达肝木。方以半夏厚朴汤加减：

半夏、厚朴、柴胡各10g，茯苓12g，佛手15g，生姜4g。

每日1剂，水煎服。忌烟、酒、辛辣。

进药5剂后，上腹不适隐痛大减，反酸、嗳气已止，食纳增加，继服20剂，自觉一切正常，停药15天，做胃镜复查，胃黏膜充气水肿消失，功能正常。随访半年未见复发。

按语： 本病例经纤维胃镜检查，确诊为浅表性胃炎，属中医学"胃脘痛"范畴。其辨证为肝气犯胃、痰阻气逆、肝木横逆所致。治宜疏肝和胃，理气化痰，调达肝木。方中半夏化痰开结，和胃降逆；厚朴行气和胃，开郁除满。二药合用，作用

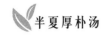
增强。茯苓助半夏化痰；生姜助半夏和中；柴胡、佛手疏肝、理气、止痛。诸药相伍，辛开苦降，痰化逆消，郁解痛止，效果甚佳。

案例2 李某，男，39岁。初诊日期：2000年7月7日。

患病已6年余，复发加重3月，6年来此病反复发作，服药后均能缓解，3日前此病复发，服中西药无效，前来求治。症见：胃脘作胀、嗳气、时痛、不思饮食、纳差、食后腹胀、便溏、神倦乏力，上腹中脘轻压痛，舌质淡红、舌苔白腻、略厚黄，脉滑。胃镜示：胃体、胃窦呈红疹样改变，黏膜充血，有少许糜烂。西医诊断为慢性浅表性胃炎。中医诊断：胃痛；辨证：中焦痰湿阻滞，气机不畅，寒热错杂。治以燥湿化痰，清热，行气。处方：

半夏24g，厚朴24g，茯苓24g，紫苏24g，广木香15g，檀香10g，乌贼骨30g，蒲公英30g，鱼腥草30g，焦三仙各30g，生姜6g。

每2日1剂，水煎服。

服上方4剂后，症状减轻，便溏消失。续用原方4剂，上症基本消除，饮食量增加，基本恢复正常。予上方去焦三仙，加石决明30g，7剂。

2000年8月10日来我院复查胃镜，红疹基本消失，未见充血糜烂。患者症状完全消失，饮食如常，不想再服药，嘱平时注意饮食调养。

案例3 王某，男，47岁，初诊日期：2007年6月10日。

病起4年余，现症：胃部胀痛不适，嗳气，纳差，上腹中脘轻压痛，脉弦滑。7天前胃镜检查为慢性浅表性胃炎。发病后服中药、西药未效，转我科求治。余辨证为中焦痰阻滞，寒热错杂，气机不畅；治予化痰清热，燥湿行气。处方：

法半夏 24g，厚朴 24g，茯苓 24g，紫苏 24g，广木香 15g，檀香 10g，佛手 10g，蒲公英 30g，地丁草 30g，焦三仙 30g，生姜 6g。

水煎服，2 日 1 剂。

服上方 4 剂未效。细思患者舌苔虽黄，但舌质淡，且有齿痕，应属阳虚，予上方去蒲公英、地丁草加真武汤，又服 4 剂，患者诉胃胀、胃痛、嗳气好转，但大便溏加重。予上方去白芍，又服 5 剂，诸症悉除，胃镜检查见胃体轻度充血。嘱注意调节饮食，忌食生冷之物。2007 年 12 月因风湿来诊，诉未再复发。

案例 4　杨某，女，57 岁。2010 年 8 月 11 日就诊。

因胃腹胀满，连及肋，失眠，食欲不振，双足冷凉来诊，多次查胃镜示浅表性胃炎，详问患者咽喉部有阻塞感，舌暗，苔黄腻，脉数。诊为痞证，属气郁痰阻证。以半夏厚朴汤合四逆散加味：

半夏 15g，苏梗、苏叶各 10g，厚朴 6g. 茯苓 15g，生姜 20g. 柴胡 15g，枳壳 10g，白芍 10g，砂仁 6g，炙甘草 10g。

5 剂，配方颗粒剂，每日 1 剂，分 2 次沸水冲服。服后诸症已明显减轻，嘱其女儿来取药 7 剂，诸症基本消失。

按语：本例患者有咽喉部异物感属半夏厚朴汤证，其肋、腹胀满、四肢冷凉属四逆散证，两方合之，再加用砂仁醒脾和胃，而能获良效。

三、消化性溃疡

（一）疾病简介

消化性溃疡主要指发生于胃和十二指肠的慢性溃疡，是一

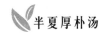

科多发病、常见病。溃疡的形成有各种因素，其中酸性胃液对黏膜的消化作用是溃疡形成的基本因素，溃疡好发部位为酸性胃液接触的任何部位，如食管下段、胃肠吻合术后吻合口、空肠及具有异位胃黏膜的 Meckel 憩室。绝大多数的溃疡发生于十二指肠和胃，故又称胃、十二指肠溃疡。周期性上腹疼痛呈反复周期性发作，乃为此种溃疡的特征之一，尤以十二指肠溃疡更为突出。中上腹疼痛发作可持续几天、几周或更长，继以较长时间的缓解。全年都可发作，但以春、秋季节发作者多见。节律性溃疡疼痛与饮食之间的关系具有明显的相关性和节律性。在一天中，凌晨 3 点至早餐的一段时间，胃酸分泌最低，故在此时间内很少发生疼痛。十二指肠溃疡的疼痛好在二餐之间发生，持续不减直至下餐进食或服制酸药物后缓解。一部分十二指肠溃疡患者，由于夜间的胃酸较高，尤其在睡前曾进餐者，可发生半夜疼痛。胃溃疡疼痛的发生较不规则，常在餐后 1 小时内发生，经 1~2 小时后逐渐缓解，直至下餐进食后再复出现上述节律。疼痛部位十二指肠溃疡的疼痛多出现于中上腹部，或在脐上方，或在脐上方偏右处；胃溃疡疼痛的位置也多在中上腹，但稍偏高处，或在剑突下和剑突下偏左处。疼痛范围约数厘米直径大小。因为空腔内脏的疼痛在体表上的定位一般不十分确切，所以，疼痛的部位也不一定准确反映溃疡所在解剖位置。疼痛性质多呈钝痛、灼痛或饥饿样痛，一般较轻而能耐受，持续性剧痛提示溃疡穿透或穿孔。影响因素疼痛常因精神刺激、过度疲劳、饮食不慎、药物影响、气候变化等因素诱发或加重；可因休息、进食、服制酸药、以手按压疼痛部位、呕吐等方法而减轻或缓解。

此病中医学没有对应的病名，可归属于中医学中"胃痛"

"痞满"等范畴。目前众医家对其病因病机认识不一，认为其发病主要与饮食、情志因素、感受邪气、脾胃虚弱等有关，病位以胃脘为主，与肝、脾两脏密切相关，病机的关键主要为脾胃虚弱。中医的辨证论治、整体调节，对治疗慢性胃炎这种易复发、难以根治的疾病有着良好疗效。

饮食不节、劳倦所伤是导致慢性胃炎发生的最常见病因。若饮食不节，暴饮暴食，恣食辛热或过食生冷之物，饥饱无常，嗜饮烈酒，劳倦过度，均可导致脾胃受纳运化障碍，清浊相混而出现脘痛、腹胀、恶心、嗳气等症。

脾胃虚弱，运化无权，是导致慢性胃炎的决定性因素。"邪之所凑，其气必虚。"脾胃虚弱，运化失职，则导致胃内容物停滞，消化功能紊乱，水谷不能化生精微，聚成积滞和水湿，临床表现为纳呆、神疲乏力诸症。

胃阴不足，津液匮乏，燥气横生，则胃失柔润，络脉枯萎。"阳化气，阴成形。"胃壁和腺体乃为有形之物，属阴。故胃阴匮乏与腺体萎缩的病理变化，在某种条件下有因果关系，临床表现为口干舌燥，舌红少苔或无苔等。

七情所伤，气血不和，络脉瘀阻，既是慢性胃炎常见病因病机，又是慢性胃炎发展的结果。本病多因情志内伤，肝郁化火，肝气或肝火犯胃所致，若暴怒伤肝，肝气升发太过，横逆犯胃，或忧思过度，肝郁气结失其疏泄，均可导致脾胃受纳与运化功能紊乱；若病情缠绵日久，气机不利，往往出现气滞血瘀。其结果使胃的微循环障碍，导致胃黏膜出现充血、水肿、糜烂等病理变化。

不合理用药，不管是用药时间过长，或用量过大，都会对胃肠有刺激作用，导致消化功能紊乱。例如苦寒药物多用则败

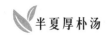

胃，辛热药物多用则耗劫胃阴。慢性胃炎其病位在胃，与肝脾有密切关系。病机以气滞为主，日久及肝脾而瘀虚夹杂。胃喜润恶燥，以通降为顺，脾气当清，肝性条达。当以"胃宜降则和，腑以通为补"为主要原则选方用药。脾胃虚寒是慢性胃炎的关键。治疗时绝不仅仅拘泥于胃，而应补虚扶正调理阴阳，要寒凉并用、升降相应。

治疗胃病常用六法：疏肝和胃法、理气通络法、清胃泻热法、温胃散寒法、清热化湿法、滋阴养胃。

（二）临床运用

杨琍舒总结黄煌教授用半夏厚朴汤治疗胃下垂消化性溃疡3则，疗效显著。

任万新观察半夏厚朴汤治疗胃溃疡的临床效果，并分析其安全性。方法：选取 36 例胃溃疡患者为研究对象，随机分成两组（实验组和对照组），每组各 18 例，对实验组患者实施半夏厚朴汤治疗，对对照组患者实施常规西药治疗，观察并对比两组患者的治疗效果并探究半夏厚朴汤治疗胃溃疡的安全性。结果：实验组患者的治疗有效率为 94.44%（17 例），对照组患者的治疗有效率为 66.67%（12 例），前者明显优于后者，两组数据存在差异性（$P < 0.05$）；实验组患者的副作用发生率为 5.55%（1 例），对照组患者的副作用发生率为 27.78%（5 例），前者明显优于后者，两组数据存在差异性（$P < 0.05$）。结论：半夏厚朴汤对于胃溃疡患者的治疗有明显的效果，大大改善患者病情，并拥有较低的副作用发生率和较高的安全性，具有一定的临床价值。

（三）精选医案

夏某，女，49 岁，工人。2012 年 5 月 20 日初诊。

患者自诉胃脘部胀痛 2 个月，空腹尤甚，烧心反酸，嗳气，纳差，二便正常，舌淡边有齿痕，苔白略腻，脉滑。胃镜示：十二指肠球部溃疡。

西医诊断：十二指肠球部溃疡。

中医诊断：胃脘痛（脾虚湿盛）。

治则：健脾益气，燥湿化痰，行气和胃。

处方：半夏厚朴汤合六君子汤加减。

姜半夏 15g，厚朴 10g，茯苓 20g，苍术 15g，白术 15g，木香 5g，土茯苓 25g，鸡内金 30g，海螵蛸 15g，煅瓦楞子 25g，孩儿茶 5g，党参 15g，延胡索 10g，苏梗 15g，陈皮 20g，丹参 15g。7 剂，日 1 剂水煎，早晚分服。

二诊：偶有胃脘部胀痛，烧心，胃纳好转。前方去延胡索，再进 7 剂。

三诊：服药后，诸症皆缓解，继续前方 14 剂，水煎服，以巩固疗效。治疗后复查胃镜，溃疡愈合。

四、便秘

（一）疾病简介

便秘是临床常见的复杂症状，而不是一种疾病，主要是指排便次数减少、粪便量减少、粪便干结、排便费力等。必须结合粪便的性状、本人平时排便习惯和排便有无困难做出有无便秘的判断。如超过 6 个月即为慢性便秘。临床常将便秘分为功能性和器质性两种。

1. 器质性

肠管器质性病变：肿瘤、炎症或其他原因引起的肠腔狭窄

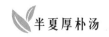

或梗阻；直肠、肛门病变：直肠内脱垂、痔疮、直肠前膨出、耻骨直肠肌肥厚、耻直分离、盆底病等；内分泌或代谢性疾病：糖尿病、甲状腺功能低下、甲状旁腺疾病等；系统性疾病：硬皮病、红斑狼疮等；神经系统疾病；中枢性脑部疾患：脑卒中、多发硬化、脊髓损伤以及周围神经病变等；肠管平滑肌或神经源性病变；结肠神经肌肉病变：假性肠梗阻、先天性巨结肠、巨直肠等；经心理障碍；药物性因素：铁剂、阿片类药、抗抑郁药、抗帕金森病药、钙通道拮抗剂、利尿剂以及抗组胺药等。

2. 功能性

主要是由于进食量少或食物缺乏纤维素或水分不足，对结肠运动的刺激减少。因工作紧张、生活节奏过快、工作性质和时间变化、精神因素等干扰了正常的排便习惯。结肠运动功能紊乱所致，常见于肠易激综合征，系由结肠及乙状结肠痉挛引起，除便秘外同时具有腹痛或腹胀，部分患者可表现为便秘与腹泻交替。腹肌及盆腔肌张力不足，排便推动力不足，难于将粪便排出体外。滥用泻药，形成药物依赖，造成便秘。老年体弱、活动过少、肠痉挛导致排便困难，或由于结肠冗长所致。便秘常表现为：便意少，便次也少；排便艰难、费力；排便不畅；大便干结、硬便，排便不净感；便秘伴有腹痛或腹部不适。部分患者还伴有失眠、烦躁、多梦、抑郁、焦虑等精神心理障碍。西医治疗多用润滑剂导泻治疗。

便秘，在中医历代文献中有诸多不同称谓。《黄帝内经·素问》称"后不利"和"大便难"，即是指此病而言。汉·张仲景《伤寒论》称"不大便"，《金匮要略》有"脾约"之名。唐·孙思邈《备急千金要方》中除提到"大便难"以外，又有"大便不通"之称，两种提法是为区别便秘轻重程度不同。

宋·朱肱《活人书》载有"大便秘"，此名即与现代中医界习惯上所称的"便秘"很接近。《丹溪心法》有"燥结"之称，虞传《医学正传》称为"大便燥结"。清·沈金鳌《杂病源流》最早称为"便秘"，沿用至今，成为现代临床公认的病名。古籍中对便秘的称谓繁多，有的篇名与书中的论述称谓也不相同，称谓虽异，终指便秘。

纵观历代医家，对便秘病因病机的认识是十分丰富的，每个历史时期、每种流派都有其侧重。《黄帝内经》认为，便秘与脾胃、肾、大肠密切相关，其病机变化为脾虚气逆、胃肠留热、肾水枯涸，并将大便不适列为"五实"，属肾实的范畴。仲景的贡献在于以"脾约"为主见，认为胃热过盛，脾为胃传输津液的功能受到制约则肠道津亏，大便干燥而难解。隋代巢元方强调便秘的病因有寒、热两端，其病位主要在胃肠，发病与五脏阴阳虚实有关，在《诸病源候论》中对便秘的病因病机有诸多的精辟论述。宋代《圣济总录》归纳了便秘的五种原因"风气壅滞，肠胃干涩""胃蕴客热""下焦虚冷""肾虚津耗""中有宿食"，扩大了对本病病因的认识。金元时期是中医学术争鸣最为活跃的时期。刘完素提倡"火热论"，认为六气皆从火化，五志过极皆为热病，所以他认为，便秘的发生重要原因是火热所致。张从正认为便秘以邪热壅结为主要发病因素。李东垣强调，饮食劳逸与便秘发生的密切关系。朱丹溪倡导"阳常有余，阴常不足"及"相火论"，对便秘的病因病机强调的是阴虚肠燥。在金元四大家中，李东垣对便秘病因病机的认识对后世影响颇大，其以内伤机制阐发病因病机，不落前人案臼，独创新义，自成一家。明代李梴《医学入门·大便燥结》提出"七情气闭""痰滞不通""药石毒""脏寒""血液枯"的病因

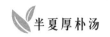

认识。清代唐容川提出了瘀血便秘之说，其《血证论·便闭》指出："又有瘀血闭结之证，或失血之后，血积未去，或跌打损伤，内有瘀血停积不行，大便闭结。"发前人所未发，值得重视。归纳诸多的认识，集中论述有以下五个方面：

1. 热盛津亏

凡阳盛之体，外感风热，耗伤阴津，或热病之后，余热不清，留恋于胃肠，均可导致大肠燥热而便秘，所致之证归属于古代医籍中"阳结""热秘"的范畴。不良的饮食习惯，如嗜食肥甘厚味，辛辣炙煿，饮食不节，恣饮酒浆，也可致肠胃壅滞，化热伤津而便秘。

2. 气机郁滞

五脏之中，与气机关系最为密切的是肺、脾、肝三脏。脾为气机运动的枢纽，肺气宣降，肝气疏泄，若忧愁思虑，情志不舒，或久坐、久卧少动；或跌仆金刃创伤，损及肠道；或虫积肠中，三脏功能失调，皆可阻滞大肠气机，使通降失调，传导不畅，而致便秘，所致之证属于古代医籍中"气秘"的范畴。需要指出的是"风秘"中的部分内容也为气机郁滞所致，当单纯因外风袭肺而秘者，多称"风秘"，若日久传里或与他脏并病，使大肠气机不畅，糟粕内停，排出困难而致便秘时，也可统称"气秘"。夜卧受凉，寒邪正中或贪食生冷，阴寒内结，腑气凝滞，而致冷秘。

3. 气血津亏

气血阴精津液同源而互相化生。若年老体衰、久病体虚、大汗、热病后、妇人产后、崩漏及其他原因的大出血等先天或后天的因素多造成气虚血亏津少，则大肠失于濡润和鼓动无力而导致便秘。此类便秘也最为常见，皆为虚证，多为慢性过程。

4. 阴阳失调

阴阳是人之生命根本，疾病的发生与发展其本质是阴阳平衡的失调，同样便秘的发生也是阴阳失衡所致。

临床常用便秘的中医治疗方法有：润肠通便法，是古今治疗便秘的首选和通用方法，最适用于肠燥津亏的便秘。泻热通便法，适用于实热便秘，也为仲景所创。还有行气通便法、温里通便法、祛风通便法、补虚通便法等

（二）临床运用

杨琍舒总结黄煌教授用半夏厚朴汤治疗便秘，疗效显著。

张丽萍等用半夏厚朴汤结合五仁丸治疗老年性便秘。方法：将 80 例老年性便秘患者分治疗组 40 例，全部口服半夏厚朴汤结合五仁丸 15 天。对照组 40 例，全部口服西沙必利 15 天。结果：治疗组与对照组比较，治疗组临床症状好转明显。结论：半夏厚朴汤结合五仁丸对老年性便秘患者有显著的疗效。

（三）精选医案

患者，女，23 岁，学生，2012 年 6 月 18 日初诊。

主诉：排便困难 2 年余。现病史：患者两年前因感情问题，长时间郁闷，尔后出现排便困难，排便时间延长，便质不干，量少，1～2 日一行，纳呆食少，常有饱胀感，腹部扣之如鼓，嗳气，其余无不适，服西药不效，食粗纤维食物，长期运动之后便秘会有改善，平日吃零食较多，主食较少，喜食蔬菜，运动较少。患者体型中等偏丰腴，颧部、前臂外下侧及手背散在分布黄褐斑，舌淡红、苔薄白，脉弦略滑。

诊断：便秘（肝肠气滞）。

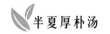

治法：疏肝解郁，行气顺肠。

处方：柴胡 10g，白芍 15g，枳壳 15g，姜半夏 10g，茯苓 15g，苏梗 10g，厚朴 10g，炙甘草 5g。

5 剂，水煎服，每日 1 剂，并嘱患者多加强户外运动。

患者服药 2 剂后大便豁然通畅，5 剂腹胀等症亦消失。一年后随访，病情未复发。

按语： 此患者由于情感问题而致肝气郁结，肝主疏泄，对全身脏腑经络气机之升降出入起重要调节作用，肝气郁而不疏，大肠主降失司，故大便秘而难排。方以八味解郁汤调转枢机则诸症自愈。临床研究表明，半夏厚朴汤不仅能够抗抑郁，而且能够增加胃动力。木能疏土，肾司二便，肝气疏泄有助肾司二便功能的发挥，对情志性便秘疗效甚佳。

五、功能性消化不良

（一）疾病简介

功能性消化不良（FD）又称消化不良，是指具有上腹痛、上腹胀、早饱、嗳气、食欲不振、恶心、呕吐等不适症状，经检查排除引起上述症状的器质性疾病的一组临床综合征。症状可持续或反复发作，病程超过一个月或在过去的十二月中累计超过十二周。FD 是临床上最常见的一种功能性胃肠病。

根据其临床症状，可参照中医"嗳气""呃逆""腹痛""反酸"等进行治疗。

（二）临床运用

王光富等报道，半夏厚朴汤加味（半夏、厚朴、茯苓、苏子、生姜、柴胡、枳壳、白芍、甘草）治疗功能性消化不良 90

例，与单纯应用多潘立酮组相比，结果显示：观察组显效 36 例，有效 47 例，无效 7 例，总有效率 92.2%；对照组显效 6 例，有效 16 例，无效 8 例，显效率为 20.0%，总有效率 73.3%。两组显效率、总有效率比较，差异均有显著性意义（$P < 0.05$）。

陈少鹏等观察 46 例运用半夏厚朴汤加减（法半夏、厚朴、茯苓、生姜、桃仁、红花、香附、陈皮、白术、甘草）治疗腰椎手术后胃肠功能紊乱的病例，他们均有腰椎术后腹胀、便秘、肠鸣音减弱等临床表现，经半夏厚朴汤加减治疗后显效 16 例，无效 2 例，总有效率为 95.6%。

杨琍舒总结黄煌教授用半夏厚朴汤治疗功能性消化不良，疗效显著。

六、肝炎

（一）疾病简介

肝炎是肝脏炎症的统称。通常是指由多种致病因素——如病毒、细菌、寄生虫、化学毒物、药物、酒精、自身免疫因素等使肝脏细胞受到破坏，肝脏的功能受到损害，引起身体一系列不适症状，以及肝功能指标的异常。由于引发肝炎的病因不同，虽然有类似的临床表现，但是在病原学、血清学、损伤机制、临床经过及预后、肝外损害、诊断及治疗等方面往往有明显的不同。需要注意的是，通常我们生活中所说的肝炎，多数指的是由甲型、乙型、丙型等肝炎病毒引起的病毒性肝炎。

1. 临床分类

根据病因，可以分为病毒性、细菌性（如阿米巴）药物

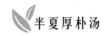

性、酒精性、中毒性、自身免疫性、非酒精性脂肪性等。根据病程长短，可以分为急性肝炎、慢性肝炎等。根据有无出现黄疸，急性肝炎可分为急性黄疸型肝炎和急性无黄疸型肝炎。根据病情轻重程度，慢性肝炎可以分为轻度、中度、重度等。

2. 临床表现

不同病因的肝炎临床表现各异，常见症状包括：食欲减退、腹胀、厌油腻食物、恶心、呕吐、易疲倦。

3. 体征

部分患者巩膜或皮肤黄染，发热，肝区隐痛、肝大、触痛，部分患者出现蜘蛛痣和肝掌，重型肝炎可见腹水、少尿、出血倾向和意识障碍、昏迷等。

4. 肝炎的发病机制

目前还不能用单一的机制解释，学者普遍认为，它是一种与遗传－环境－代谢应激因素的相关性疾病。Day 和 James 等提出的"二次打击"学说是最被广泛认可的一个理论。这个学说认为：胰岛素抵抗和脂质代谢紊乱引起的肝细胞脂肪积聚和脂肪变性，为第一次打击，使肝脏对炎性反应和各种损伤刺激的敏感性增高。当氧化应激和脂质过氧化、炎症性细胞因子的释放、线粒体功能异常等因素产成，则形成了二次打击，这诱导了肝脏炎症反应、肝细胞变性坏死和肝纤维化，甚至肝硬化的发生。

"肝炎"在中医学无此类似病名，但根据其临床表现黄疸贯穿于本病的始终，且多伴神识昏蒙之候。故可根据重型肝炎的临床表现及不同并发症，其可分属于中医的"急黄""瘟黄""血证""臌胀"等病证范畴。对其病因病机的探讨，《素问·

平人气象论》说："溺黄赤安卧者，黄疸……目黄者黄疸。"又《灵枢·论疾诊尺》说："身痛面色微黄，齿垢黄，爪甲上黄，黄疸也。"《金匮要略·黄疸病脉证并治》有黄疸、谷疸、酒疸、女痨疸和黑疸之分，称为五疸。隋·巢元方《诸病源候论》谓："因为热毒所加，故卒然发黄，心满气喘，命在顷刻，命在顷刻，故云急黄也。"唐·孙思邈《备急千金要方》谓："凡遇时行热病，多必内瘀发黄。"明·张景岳《景岳全书》曰："盖胆伤则胆气败，而胆液泄，故为此证。"清·沈金鳌《沈氏尊生书》载："天行疫疠，以致发黄者，俗称瘟黄，杀人最急。"清·叶天士《临证指南》指出："阳黄之作，湿从火化，瘀热在里，胆热液泄，与胃之浊气并存，上不得越，下不得泄，熏蒸遏郁。侵于肺则身目俱黄，热流膀胱，溺色为之变赤，黄如橘子色。"清·张璐《张氏医通》载有："诸黄虽多湿热，然经脉久病，不无瘀血阻滞也。"以上说明，历代医家对本病的病因病机认识多宗仲景之论，归纳其病因为湿热致病，病机为肝胆脾胃湿热。

（二）临床运用

王文鸽等运用半夏厚朴汤加减治疗肝病，如慢性乙型病毒性肝炎，证属肝郁痰凝者，予半夏厚朴汤加味（半夏15g，茯苓、厚朴、紫苏梗各10g，白芥子、炒莱菔子、陈皮各12g，生姜3片），服7剂后症状消失。

杨琍舒总结黄煌教授用半夏厚朴汤治疗肝炎，疗效显著。

（三）精选医案

唐某，男，34岁。

患者于2003年体检时发现乙型肝炎，乙肝两对半1、3、5

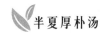

阳性，肝功能 ALT 65U/L、余项正常，HBV – DNA 4×10^5。患者 B 超：肝、胆、脾未发现异常。患者自服中药治疗，自觉得了不治之症，情绪抑郁，渐出现纳差、胸闷、嗳气频频，持续 3 年，痛苦不堪，来我院门诊。舌淡红、苔黄腻，脉滑。

西医诊断：病毒性肝炎（乙型、慢性、轻度）。

中医诊断：嗳气（肝郁痰凝型）。

治则：行气散结，降逆化痰。

处方：半夏厚朴汤加味：清半夏 15g，厚朴 10g，茯苓 10g，苏梗 10g，白芥子 12g，炒莱菔子 12g，陈皮 12g，生姜 3 片。

服方 3 剂后，嗳气明显减轻，但食谷不香，原方去陈皮，加白芥子至 20g，服 7 剂，患者胸闷、嗳气除，饮食正常，停药。嘱患者放松心情，合理饮食。随访 3 个月病情情绪稳定。

按语： 患者长期情绪抑郁，肝气郁结，脾胃健运失常，至胃气上逆，纳差、嗳气，肝郁日久，肺脏宣降失常，津聚成痰，与气相搏结于胸中，故胸闷，予半夏厚朴汤行气开郁，白芥子、炒莱菔子、陈皮降气醒脾，疗效满意。

第四节　内分泌及代谢系统疾病

一、糖尿病

（一）疾病简介

糖尿病是一组以高血糖为特征的代谢性疾病。高血糖则是由于胰岛素分泌缺陷，或其生物作用受损，或两者兼有引起。糖尿病时长期存在的高血糖，导致各种组织，特别是眼、肾、心脏、血管、神经的慢性损害、功能障碍。包括以胰岛素绝对缺乏为主的 1 型糖尿病（胰岛素依赖型 DM）及以胰岛素相对缺乏或胰岛素抵抗为主的 2 型糖尿病（胰岛素非依赖型 DM）两种类型，其中绝大多数（＞90%）2 型糖尿病。糖尿病因其危害大、治愈难、费用高等特点，已成为严重威胁人类健康的社会问题，是目前我国第四大致死原因。糖尿病会对患者的重要脏器（如心血管、眼、肾、神经）造成严重损害，需要长期治疗。糖尿病的发生和发展与高脂、高热量饮食，久坐不动等不良的生活方式关系密切。目前尚无根治糖尿病的方法，但有多种治疗手段，可以对糖尿病患者进行专业知识宣讲，通过自我监测血糖、饮食治疗、运动治疗和药物治疗 5 个方面，达到控制糖尿病的目的，而饮食治疗是糖尿病最根本的治疗方法。

　　中医学虽无糖尿病这一命名，但中国却是认识糖尿病最早的国家之一。"消积""消病""消瘅""消渴""三消"等均是糖尿病的中医命名，现代大都使用"消渴"一名。"消渴"之名首见于《素问·奇病论》："有病口甘者，病名为何？何以得之？岐伯曰：此五气之溢也，名为脾瘅。夫五味入口藏于胃，脾为之行其精气，津液在脾，故令人口甘也。此肥美之所发也，此人必数食甘美而多肥也。肥者令人内热，甘者令人中满，故其气上溢，转为消渴。"在此段论述中即涉及了"脾瘅"和"消渴"两个病名。瘅者，热病也，故脾瘅之病名表明了本病的属性为热，病位在脾；消者，消耗、消灼之谓，渴为口渴，消渴这一病名即表明了本病的特点为慢性消耗性疾病，而口渴为其主要症状。《黄帝内经》中这一论述清楚地阐明了消渴病是由"脾瘅"发展而来，或者说脾瘅为消渴病的前期表现，病情较消渴病轻。同时指出肥甘美食为导致消渴的重要诱因，又

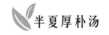

指出它的病机由于"内热""中满""气上溢"所致。此外，《黄帝内经》中以"消"命名的疾病尚有消瘅、扁消、肺消、风消、消中等称谓，分散记载在 14 篇中，或以临床症状命名者，或以发病部位命名者，体现了古代医家对此类疾病的认识发展过程。隋代医家甄立言在其所著《古今录验方》中给"消渴病"下了一个比较完整、准确、科学的定义："消渴有三，渴而饮水多，小便数，有脂似麸片甜者，皆是消渴病也；二吃食多，不甚渴，小便少，似有油而数者，此是消中病也；三渴而饮水不能多，但腿肿，脚先瘦小，阴痿弱，数小便者，此是肾消病也，特忌房劳。"并首次提出消渴患者尿中有甜味。消渴的病因多为外感六淫，邪毒内侵；饮食不节，积热伤津；情志失调，郁火伤阴；先天禀赋不足，五脏虚弱；房劳过度，耗伤肾精。

外感六淫，侵袭机体，机体寒热失调，可导致消渴病的发生。

饮食不节，嗜食肥甘，饮酒过度，则脾胃运化失司，湿热内蕴，阻碍气机，气化不利，转为消渴。

热灼津液，亦发为消渴，指出嗜食甘美而多肥也，可以令人中满，其气上溢发为消渴。

平素情志不舒，郁怒伤肝，肝失疏泄，必然导致气机郁结，进而化火，消烁津液，上灼肺胃阴津，下灼肾阴；或思虑过度，心气郁结，郁而化火，心火亢盛，损耗心脾精血，灼伤胃肾阴液，故可转为消渴。

年壮之时，不知自慎，唯欲房中寻乐，不拘时节，肾气虚损，真精亏，气化失司而为消渴，房事不节，劳伤过度，则火因水竭而益烈，水因火烈，而益干，致虚肺燥胃热，发为消渴；

过服温燥药物，耗伤阴津。

本病病机当从火断，尤其归之火则一也，邪热炽盛为消渴病病机要点，饮食不节、情志过极等均与本病的发生有着密切的关系。故治法应以清热为主，再结合临床证型适当调整治疗方案。

（二）临床运用

杨珂舒总结黄煌应用半夏厚朴汤治疗糖尿病多饮、多食等不适，疗效显著。

（三）精选医案

男，47 岁。

患糖尿病 8 年，平时服用优降糖、二甲双胍控制血糖，未控制饮食，血糖控制尚可。近 6 个月来血糖波动在 10mmol/L 左右，经治疗效果不佳，因而闷闷不乐，渐生胃脘部发胀，不思饮食。经某院诊断为"糖尿病合并胃轻瘫"，在加强血糖控制的基础上，给予胃动力及营养神经药治疗，药后疗效平平。现症见胃部胀满连及胁肋，食后加重，厌食口苦，胸闷心烦，失眠多梦，烦躁易怒，恶心吞酸，舌红苔黄腻，脉弦滑数。四诊合参，证属肝胃不和，湿热中阻。治宜疏肝和胃，清热化湿。用半夏厚朴汤加味：

法半夏 12g，厚朴 10g，茯苓 15g，苏叶 6g，白芍 15g，黄连 6g，吴茱萸 3g，枳实 10g，栀子 12g，藿香 6g，佩兰 9g，甘草 6g，生姜 3 片。每天 1 剂，水煎服。

7 剂后复诊，自诉胃脘闷胀、心烦失眠大缓，余症均减。查血糖下降，继用上方连服药 14 剂，诸症若失，嘱保持精神舒畅，以防复发。

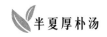

按语：患糖尿病日久，情绪失常，影响肝疏泄功能，肝郁易横逆犯胃，致胃气失和，胃气失和而水湿不化，郁久化热；且肝气郁亦易化火，湿与热合，郁阻中焦而致本病，正如《临证指南医案》所云："肝为起病之源，胃为传病之所。"《金匮要略》中半夏厚朴汤原治"妇人咽中如炙脔"，有行气化湿的功效，故用为主方；黄连、吴茱萸、白芍疏肝理脾、清热和胃，配伍枳实、栀子、川厚朴，即《伤寒论》治疗"心烦腹满，卧起不安"的栀子厚朴汤，有清热除烦、宽中散满功效；藿香、佩兰芳香化湿、开胃进食，正合《黄帝内经》治疗"脾瘅""治之以兰，除陈气也"之旨；甘草清热和中、调和诸药，与白芍配用即芍药甘草汤，历代医家对此应用，不但扩大原来所治范围，且有所创新，常用于消渴治疗，《类编朱氏集验医方》神宫散，治消渴奇验，即为本方。《本草纲目》引陈日华经验方为：治消渴引饮，白芍药、甘草等份，为末，每用 1 钱，水煎服，每天 3 次。现代临床报道，以白芍、甘草浸膏制成甘芍除糖片，能够稳定糖尿病患者血糖水平。诸药合用，可使湿祛热消，肝气条达，胃自安和而诸病自愈。

二、甲状腺功能减退

（一）疾病简介

甲状腺功能减退（简称甲减），是由于甲状腺激素合成及分泌减少，或其生理效应不足导致机体代谢降低的一种疾病。按其病因分为原发性甲减、继发性甲减及周围性甲减三类。病因较复杂，以原发性者多见，其次为垂体性者，其他均属少见。临床表现如下：

面色苍白，眼睑和颊部虚肿，表情淡漠，痴呆，全身皮肤干燥、增厚、粗糙多脱屑，非凹陷性水肿，毛发脱落，手脚掌呈萎黄色，体重增加，少数患者指甲厚而脆裂。

神经精神系统：记忆力减退，智力低下，嗜睡，反应迟钝，多虑，头晕，头痛，耳鸣，耳聋，眼球震颤，共济失调，腱反射迟钝，跟腱反射松弛期时间延长，重者可出现痴呆，木僵，甚至昏睡。

心血管系统：心动过缓，心输出量减少，血压低，心音低钝，心脏扩大，可并发冠心病，但一般不发生心绞痛与心衰，有时可伴有心包积液和胸腔积液。重症者发生黏液性水肿性心肌病。

消化系统：厌食、腹胀、便秘。重者可出现麻痹性肠梗阻。胆囊收缩减弱而胀大，半数患者有胃酸缺乏，导致恶性贫血与缺铁性贫血。

运动系统：肌肉软弱无力、疼痛、强直，可伴有关节病变如慢性关节炎。

内分泌系统：女性月经过多，久病闭经，不孕；男性阳痿，性欲减退。少数病人出现泌乳，继发性垂体增大。病情严重时，由于受寒冷、感染、手术、麻醉或镇静剂应用不当等应激可诱发黏液性水肿昏迷或称"甲减危象"。表现为低体温（T＜35℃），呼吸减慢，心动过缓，血压下降，四肢肌力松弛，反射减弱或消失，甚至发生昏迷，休克，心肾功能衰竭。

呆小病：表情呆滞，发音低哑，颜面苍白，眶周浮肿，两眼距增宽，鼻梁扁塌，唇厚流涎，舌大外伸四肢粗短、鸭步。

幼年型甲减：身材矮小，智慧低下，性发育延迟。

甲减症属中医学中的"虚劳""虚损"范畴。该症的基本

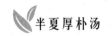

病机多因肾阳虚或脾阳虚、心阳虚所致。病位多出于肾、脾、心、肝四脏。甲减症中医辨证多见于阴阳两虚证、心肾阳虚证、脾肾阳虚证、痰湿疲结证，临床治疗可取得良好效果。冯志鹏等从瘀论治效果良好：把甲减患者分为气滞血瘀型，用血府逐瘀汤加减治疗；痰瘀互结型，用桃红四物汤合消瘰丸加减治疗；气虚血瘀型，用补阳还五汤加减治疗；阳虚血瘀型，用少腹逐瘀汤加减治疗。曲竹秋用辨证分型治疗甲减：肾阳虚型用右归丸加减治疗；脾肾阳虚型用右归丸合附子理中汤加减治疗；心肾阳虚型用真武汤合苓桂术甘汤加减治疗；阳虚水泛型用济生肾气丸合五皮饮加减治疗；心脾两虚型用归脾汤加味治疗；瘀血阻滞型治以温阳益气、活血化瘀，药选西洋参、黄芪、丹参、川芎、郁金、桂枝、附子、茯苓、泽泻、车前子（包煎）、炙甘草加减；阳气衰竭型用四逆加人参汤加减治疗；肾阴阳两虚型用金匮肾气丸加味治疗。钟丽娟等把甲减患者分为阴阳两虚证，给予熟地黄、山药、何首乌、泽泻、茯苓各15g，枸杞子、山萸肉、女贞子各12g，菟丝子、肉苁蓉、仙灵脾各9g加减治疗；心肾阳虚证，给予黄芪、丹参、猪苓、白芍、茯苓各15g，白术、杜仲各12g，桂枝、甘草、熟附子各9g加减治疗；脾肾阳虚证，给予山药、黄芪各20g，白术、茯苓各15g，熟地黄、仙茅、山萸肉、淫羊藿、枸杞子、杜仲各10g，熟附子、肉桂各3g加减治疗；痰湿瘀结证，给予黄芪50g，苍术30g，淫羊藿、生地、党参、白术、茯苓各20g，赤芍、泽泻、仙茅、川芎各15g，炙甘草10g加减治疗。通过温肾补阳、温肾健脾、温补心肾、补脾益肾治疗瘀血、痰浊、水湿之标象，以补肾温阳、改善临床症状，提高患者机体免疫力来纠正甲减，疗效肯定，值得应用和推广。

（二）临床运用

据王耀立等报道，半夏厚朴汤加减可有效治疗甲状腺功能减退初期，并随症加减。如脾虚者可合四君子汤或香砂六君子汤；胀闷、腹部胀满者，加用香附、郁金等；颈部肿块者加夏枯草、丹参、（浙）贝母、陈皮等。

（三）精选医案

郁某，女，36 岁，汉族。2014 年 8 月 12 日初诊。

主诉：烦躁，容易发火，睡眠不安半年有余。现病史：急躁易怒、失眠半年余。一周前在某医院查血脂、甲功五项及甲状腺抗体：甘油三酯（TG）1.92mmol/L（0.039～1.7mmol/L），游离三碘甲状腺原氨酸（FT3）5.65pmol/L（2.7～6.5pmol/L），游离四碘甲状腺原氨酸（FT4）13.77pmol/L（11.5～22.7pmol/L），三碘甲状腺原氨酸（T3）1.6nmol/L（0.92～2.79nmol/L），四碘甲状腺原氨酸（T4）89.1nmol/L（41.3～162.5nmol/L），促甲状腺激素（TSH）5.99 IU/mL（0.35～5.5IU/mL）。甲状腺彩超检查示：甲状腺回声不良，血流丰富。诊断为：桥本氏甲状腺炎、亚临床甲状腺功能减退症。经介绍来诊，刻下症：咽部不适，异物感明显，咯黄痰，烦躁，容易发火，情绪不稳定，纳食馨，眠中多梦，眠中易醒，醒后难以后入睡，小便可，大便日 1 次，偶不成形。舌暗红、苔薄白，脉弦细。既往身体健康。月经及婚育史：14 岁月经初潮，行经 6～7 日，28～32 一至，月经周期规律。末次月经：经行 7 天，色正常、月经量适中。26 岁结婚，育 1 子，体健。否认家族病史。查体：甲状腺无肿大。心率 62 次/分，律齐，心音低，双下肢无水肿。

西医诊断：亚临床甲状腺功能减退症合并桥本氏甲状腺炎。

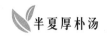

中医诊断：梅核气（肝郁不舒，痰气交阻）。

治则：疏肝健脾，理气化瘀。

处方：半夏厚朴汤加减：炒酸枣仁50g、合欢皮20g、郁金10g、柴胡6g、丹参10g、法半夏9g、姜厚朴6g、紫苏叶9g。水煎两次，将两次煎出的药液混合均匀，早晚服药一次，每次服药200毫升。嘱患者禁食海产品和高脂食物、辛辣刺激物、煎炸食物；要规律作息，晚上11点前入睡。

2014年9月10日二诊：连续服上药28剂，咽部不适感改善明显，情绪较前稳定，眠中仍多梦，不再难以入睡，现在纳差，不欲饮食，舌淡红，苔薄白，微腻，脉弦。复查血脂、甲功五项及甲状腺抗体：甘油三酯（TG）1.27mmol/L（0.339～1.7mmol/L），游离三碘甲状腺原氨酸（FT3）4.8pmol/L（2.7～6.5pmol），游离四碘甲状腺原氨酸（FT4）14.35pmol/L（11.5～22.7pmol/L），三碘甲状腺原氨酸（T3）1.68nmol/L（0.92～2.79nmol/L），四碘甲状腺原氨酸（T4）81.60nmol/L）（41.3～162.5nmol/L）。目前患者肝气不舒、痰气交阻之证已得到缓解，但是，此情况容易反复，为巩固疗效守方加炒谷芽15g、炒麦芽10g以消食和胃。

2014年10月8日三诊：连续服上药28剂后咽部已无明显不舒，情绪稳定，现稍感乏力，眠中易做梦，食欲时好时坏，舌质红，脉细。予炒麦芽15g克、法半夏9g、陈皮6g、炙甘草6g、炒酸枣仁50g、川芎9g、合欢皮20g、太子参15g、炒谷芽15g。服药2周后无明显不适。半年来未有复发。

三、甲状腺结节

（一）疾病简介

甲状腺结节是指在甲状腺内的肿块，可随吞咽动作随甲状腺而上下移动，是临床常见的病症，可由多种病因引起。临床上有多种甲状腺疾病，如甲状腺退行性变、炎症、自身免疫以及新生物等都可以表现为结节。甲状腺结节可以单发，也可以多发，多发结节比单发结节的发病率高，但单发结节甲状腺癌的发生率较高。

1. 甲状腺结节的病因

（1）增生性结节性甲状腺肿：碘摄入量过高或过低、食用致甲状腺肿的物质、服用致甲状腺肿药物或甲状腺激素合成酶缺陷等。

（2）肿瘤性结节：甲状腺良性肿瘤、甲状腺乳头状瘤、滤泡细胞癌、甲状腺髓样癌、未分化癌、淋巴癌等甲状腺滤泡细胞和非滤泡细胞恶性肿瘤以及转移癌。

（3）囊肿：结节性甲状腺肿、腺瘤退行性变和陈旧性出血伴囊性变、甲状腺癌囊性变、先天的甲状舌骨囊肿和第四鳃裂残余导致的囊肿。

（4）炎症性结节：急性化脓性甲状腺炎、亚急性化脓性甲状腺炎、慢性淋巴细胞性甲状腺炎均可以结节形式出现。极少数情况下甲状腺结节为结核或梅毒所致。

2. 临床表现

（1）结节性甲状腺肿：以中年女性多见。在机体内甲状腺激素相对不足的情况下，垂体分泌 TSH 增多，甲状腺在这种增多的 TSH 长期刺激下，经过反复或持续增生导致甲状腺不均匀性增大和结节样变。结节内可有出血、囊变和钙化。结节的大小可由数毫米至数厘米。临床主要表现为甲状腺肿大，触诊时可扪及大小不等的多个结节，结节的质地多为中等硬度，少数

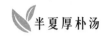

患者仅能扪及单个结节，但在作甲状腺显像或手术时，常发现有多个结节。患者的临床症状不多，一般仅有颈前不适感觉，甲状腺功能检查大多正常。

（2）结节性毒性甲状腺肿：本症起病缓慢，常发生于已有结节性甲状腺肿的患者，年龄多在 40～50 岁以上，以女性多见，可伴有甲亢症状及体征，但甲亢的症状一般较轻，常不典型，且一般不发生浸润性突眼。甲状腺触诊时可扪及一光滑的圆形或椭圆形结节，边界清楚，质地较硬，随吞咽上下活动，甲状腺部位无血管杂音。甲状腺功能检查示血中甲状腺激素升高，由功能自主性结节引起者，核素扫描示"热结节"。

（3）炎性结节：分感染性和非感染性两类，前者主要是由病毒感染引起的亚急性甲状腺炎，其他感染少见。亚甲炎临床上除有甲状腺结节外，还伴有发热和甲状腺局部疼痛，结节大小视病变范围而定，质地较坚韧；后者主要是由自身免疫性甲状腺炎引起的，多见于中、青年妇女，患者的自觉症状较少，检查时可扪及多个或单个结节，质地硬韧，少有压痛，甲状腺功能检查时示甲状腺球蛋白抗体和甲状腺微粒体抗体常呈强阳性。

（4）甲状腺囊肿：绝大多数是由甲状腺肿的结节或腺瘤的退行性变形成的，囊肿内含有血液或微混液体，与周围边界清楚，质地较硬，一般无压痛，核素扫描示"冷结节"。少数患者是由先天的甲状腺舌骨囊肿或第四鳃裂的残余所致。

（5）甲状腺肿瘤：包括甲状腺良性肿瘤、甲状腺癌及转移癌。

甲状腺结节属中医学"瘿病"范畴。我国早在战国时期已有关于瘿病的记载，到了隋代便明确指出瘿病的发病与情志内伤及水土因素有关。《诸病源候论·瘿候》谓："瘿者由忧恚气结所生，亦曰饮沙水，沙随气入于脉，搏颈下而成之。"可见与现代医学对甲状腺肿的病因研究相吻合。宋代《圣济总录·瘿病咽喉噎塞》已经重视到了肿大的甲状腺对气管、食管的影响："瘿病咽喉肿塞者，由忧患之气在于胸膈，不能消散，搏于肺脾故也。咽门者，胃气之成瘿；喉咙者，肺气之往来。今二经俱为邪之所乘，则经络痞塞，气不宣通，故令结聚成瘿。"陈实功在《外科正宗·瘿瘤论》里提出瘿瘤的主要病理是由气、痰、瘀结而成："夫人生瘿瘤之症，非阴阳正气结肿，乃五脏瘀血、浊气、痰滞而成。"总之，由于水土因素及情志内伤，首先使机体气机不畅而形成气滞。气机郁滞，不能输布津液，凝聚成痰，痰气郁结，壅于颈前而发病。气滞日久，使血行亦受障碍而发血瘀。

（二）临床运用

杨琍舒总结黄煌应用半夏厚朴汤治疗甲状腺结节，疗效显著。

李岚观察半夏厚朴汤加减治疗甲状腺结节的临床疗效。方法：将 120 例甲状腺结节患者随机分为对照组和治疗组，每组各 60 例，半夏厚朴汤加减治疗甲状腺结节临床疗效显著，可改善患者临床症状，减小甲状腺结节直径。

（三）精选医案

朱某，男，70 岁。2009 年 4 月 25 日初诊。

诉颈部不适，咽喉痰滞多时，加重 1 月，伴胃脘胀滞，苔薄微腻，脉弦。体检 B 超：甲状腺多发实质性光团，左侧最大者 27mm×18mm，右侧最大者 12mm×10mm；血化验：促甲状腺激素（TSH）＜0.005mU/L，抗甲状腺球蛋白抗体（Anti-TG）为 1105.20IU/mL，抗甲状腺过氧化物酶抗体（Anti-

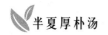

TPO）为 546.70IU/mL。

诊断：多发性甲状腺结节。

处方：姜半夏 10g，川厚朴、苏梗、生甘草各 9g，夏枯草、象贝母、猫爪草各 20g，茯苓、天葵子、莪术、山慈菇、黄药子、炒枳壳各 15g，生牡蛎（先煎）30g。7 剂，水煎服，日服 2 次。

二诊：上述症状缓解，唯颈部不适仍发，效不更方，略作加减：去山慈姑、炒枳壳、苏梗，加苏叶 9g，皂角刺 15g，桔梗 8g。7 剂，水煎服，日服 2 次。

三诊：各症均明显改善，上方去黄药子，加生薏苡仁 30g。水煎服，日服 2 次。至 2009 年 5 月 30 日 B 超复查，甲状腺结节最大者缩小至 9mm×10mm，血化验均正常。继续服用上方 30 余剂，再次复查全部恢复正常。

四、血小板减少性紫癜

（一）疾病简介

血小板减少性紫癜，是一种以血小板减少为特征的出血性疾病，主要表现为皮肤及脏器的出血性倾向以及血小板显著减少，可分为特发性血小板减少性紫癜、继发性血小板减少性紫癜和血栓性血小板减少性紫癜。

血小板减少性紫癜属中医"血证""虚劳""葡萄疫"等范畴，现代中医命名为"紫癜病"。本病最常见的病因是热、虚、瘀，而病机为热毒伤血，或内伤脾肾，或阴阳失衡阴虚火旺，以致血液不循常道而外溢。外感或内生的热毒使气血逆乱，上逆则口鼻出血，溢出脉外则见肌衄，下行肠道则见肠风下血。病久耗伤气血或素体虚损使气血阴阳失衡,气虚则血失统摄;阴血虚则脉道空虚,经脉失养,虚火迫血妄行;阳虚鼓动无力,摄纳无权,血得寒则凝,易成瘀血,则血不循经。久病必瘀,阻滞经脉,使血液溢出旁流。病机特点虚实夹杂,正虚为主,尤以气阴两虚为要。本病的基本病机是热、虚、瘀(郁)。热包括热、火、毒;虚包括阴虚内热、阳虚气寒血凝、气血不足、脾虚不摄、肝肾不足;瘀包括实热瘀滞、气虚血瘀、血虚血瘀;郁则肝郁气滞、郁而化火。热虚瘀(郁),可以是单独为患,亦可以合邪为患,表现在肌肤,病变脏腑涉及肺、胃、脾、肝、肾。本虚标实,虚实互见,本虚多责之脾、肾,标实多责之血热、血瘀。

(二)临床运用

杨琍舒总结黄煌应用半夏厚朴汤治疗紫癜,疗效显著。

第五节　精神神经系统疾病

一、焦虑症

(一)疾病简介

焦虑症,又称为焦虑性神经症,是神经症这一大类疾病中最常见的一种,以焦虑情绪体验为主要特征。可分为慢性焦虑(广泛性焦虑)和急性焦虑发作(惊恐障碍)两种形式。主要表现为:无明确客观对象的紧张担心,坐立不安,还有自主神经症状(心悸、手抖、出汗、尿频等)。目前病因尚不明确,可能与遗传因素、个性特点、认知过程、不良生活事件、生化、躯体疾病等均有关系。目前大多数学者所接受的焦虑症的发病

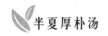

机制主要侧重于四个方面：神经递质假说、神经内分泌功能紊乱假说、神经解剖学说和神经肤学说。

中医学病名中并无"焦虑症"一说，它属于中医的情志疾病，根据发病原因和临床症状如喜太息、咽中如有物梗塞、头昏、口苦及性情急躁等，焦虑症属中医学的"不寐""郁病""脏躁""怔忡""卑喋""百合病""灯笼病"范畴。《金匮要略》中记录了很多与焦虑症有密切相关的疾病，如所论百合病、妇人脏躁及奔豚气等。凡是由于气机郁滞、脏腑功能失调而导致的心情抑郁、情绪不宁，甚或胸部满闷、两胁胀痛，或易怒易哭，或郁郁寡欢不思食等为主要临床表现的一类病证，称之为郁病。《赤水玄珠·郁证门》中"心郁者，神气昏昧，心胸微闷，主事健忘""肝郁者，两胁微膨，嗳气连连有声""脾郁者，中脘微满，声涩少食，四肢无力""肺郁者，皮毛燥而不润，欲嗽而无痰""肾郁者，小腹微硬，精髓乏少，或浊或淋，不能久立"。说明了不同脏腑之郁可以造成相关的临床症状。其中《医学入门》中提到的："郁者，病结不散也"，更是概括了因郁而致病的最基本原因。古代并无忧郁症或郁病的名称，但最早在《黄帝内经》就已经记载了郁病的病因病机和治则，其中说明了"郁"的概念包含有天时之郁、七情之郁以及脏腑之郁等造成的郁塞、郁滞的病因病机，包括在《素问·六元正纪大论》中根据五运太过所致之木郁、火郁、土郁、金郁、水郁，提出了"木郁达之，火郁发之，土郁夺之，金郁泄之，水郁折之"的治则，而其中更以"木郁达之"最具临床意义。《痰火点雪》之中提到："气贵舒而不贵郁，舒则周身畅利，郁则百脉违和。"《古今医统大全·郁证》中亦云："郁为七情不舒，遂成郁结，既郁之久，变病多端。"明确指出气滞在临床上可造成一系列的病证。《灵枢·本神》中也提到"怵惕思虑者，则伤神，神伤则恐惧，流淫而不止。因哀悲动中者，竭绝而失生。"以及"愁忧者，气闭塞而不行；盛怒者，迷惑而不治。"为后世七情致郁和因郁而致病提供了理论基础。东汉张仲景在其以论述内伤杂病的著作《金匮要略方论》中最早记载了属于郁证范畴的"百合病""脏躁""梅核气""奔豚气"等病证，《金匮要略·妇人杂病脉证并治》中提出："妇人脏躁，喜悲伤欲哭，像如神灵所作，数欠伸，甘麦大枣汤主之。""妇人咽中如有炙脔，半夏厚朴汤主之。"虽没有提出郁证的名称，但也为中医治疗郁证的辨证论治奠定了很有力的理论和治法方药，至今仍有相当意义的临床价值。金元时期，终于明确把郁证作为一种独立的病证论述。如元代名医朱丹溪在其《丹溪心法·六郁五十二》中指出："气血冲和，万病不生。一有怫郁，诸病生焉。故人身诸病，多生于郁。"并提出了著名的相火论，"郁者，结聚而不得发越也，当升者不得升，当降者不得降，当变化者不得变化也，传化失常，六郁之病见矣。"认为饮食不节、情志不舒常易引动相火，继而消烁真阴，造成阴虚病证，并强调"气、血、痰、郁"为所有杂病之主因，因"郁"而造成"气郁、血郁、痰郁、湿郁、热郁、食郁"的六郁之证，提出"盖物之化，从于生物之成，从于杀造化之道，于生杀之气，未始相离，犹权衡之不可轻重也。生之重杀之轻，则气殚散而不收。杀之重生之轻，则气敛涩而不通，是谓郁矣"。并创制了越鞠丸、六郁汤，为治疗六郁之基本方，开创了治疗郁证的专方，对后世治疗郁证有极大的贡献。明确使用"郁证"为病证名称则首见于明·虞传虞抟《医学正传》之中。张景岳在其著作《景岳全书》中更扩充了郁证的范围，

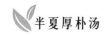

并提出"凡气血一有不调而致病者，皆得谓之郁证。"又说"天地有五运之郁，人身有五脏之应。"并指出了"忧郁伤脾而吞酸呕恶""若忧郁伤脾肺而困倦、怔忡、倦怠食少""若忧思伤心脾，以致气血日消，饮食日减"。明确指出了郁证所伤，不同脏腑症状不同。张氏临证经验丰富，认为"凡五气之郁，则治病皆有，此因病而郁也。至若情志之郁，则总由乎心，此因郁而病也"。提出情志之郁以"怒、思、忧"三情为主，并创立了专治肝郁的柴胡疏肝散，提出精神心理治疗的相关方法，对后世治疗郁证富有相当大的临床意义，至今仍受用无穷。清代叶天士在其《临证指南医案·郁》中记载许多因情志致郁的医案，并可从中认识到精神治疗对于本病极具意义。"郁证全在病者能移情易性，医者构思灵巧，不重在攻补"。

郁病的主要外因是因情志所伤，或伤及肝，则肝失疏泄，或伤及脾，则脾失健运，或伤及心，则心失所养而发病，但主要内因于脏器的抑郁不舒，正如《医原》中所述："情志怫郁，悲忧思虑过度，心阳郁结，而肝、脾、肺之气亦因之郁结。肝叶撑张，则为胀为痛，多怒多烦。脾不输精，肺不行水，则生痰生饮，嗳腐吞酸，食减化迟，大便作燥，不燥则泻。"忧思抑郁，愤怒不满等情绪刺激，可造成肝失条达，气机不畅，以致肝气郁结不输，形成气郁，这是郁病的主要病机。《证治汇补·郁证》中云："郁病虽多，皆因气不周流，法当顺气为先，开提为次，至于降火、消积、化痰，犹当分多少治之。"

肝失条达，肝郁不疏则肝气郁结。表现为精神不畅，郁郁寡欢，情绪不稳，胸胁满闷，胁肋胀痛，痛无定处，舌质淡红，苔薄腻，脉弦。治宜疏肝解郁，理气调中。可选用柴胡疏肝汤、四逆散为主方来加减使用。

气为血帅，气行则血行，气滞则血行不畅，故气郁日久则成血郁。主要见有精神抑郁，胁肋有刺痛感，性情急躁，失眠头痛，健忘，或身体某部有发热发冷感，舌紫暗，或有瘀斑，脉弦涩。治宜理气解郁，活血化痛。可选用血府逐瘀汤为主方，加减使用。

气郁日久则化热，造成肝火上炎，形成火郁。证见性情急躁易怒，胸胁胀痛，目赤，口干舌燥，耳鸣头痛，尿赤，大便秘结，舌红苔黄，脉弦数。治宜疏肝解郁，清肝泻火。选用丹栀逍遥散、龙胆泻肝汤、左金丸加减。

火郁日久则耗伤阴血，造成肝阴不足。表现出情绪不宁，目干畏光，眩晕耳鸣，视物不清，或面红目赤，或肢体麻木不仁，关节屈伸不利，舌质干红少苔，脉细或细数。治宜滋养肝阴。选用滋水清肝饮、小柴胡汤加减。

气郁则津液运行不畅，停聚于脏腑、经络，凝结成痰，痰气互结而形成痰郁，痰气郁结则可见精神抑郁，或咽中有异物感，吐之不出，咽之不下，胸部闷塞，胁肋胀痛，或见咳嗽有痰，或痰多不咳，舌质淡红，苔白腻，脉弦滑。治宜行气开郁，化痰散结。方可选用半夏厚朴汤。

忧愁思虑则伤脾，脾气郁结，脾失健运，或肝郁不能为脾疏泄，即"木不达土"，造成脾运化水湿的功能失调，水湿内停则形成湿郁。症见纳呆食少，口淡无味，食谷不化，头晕目眩，便溏腹胀，脾失健运，无法消磨谷食，食积不消而成食郁，若久郁伤脾，气血生化乏源，则可导致心脾两虚，症见多思善疑，纳差神疲，头晕健忘，心悸失眠，夜寐多梦，或心悸胆怯，面色无华，少气懒言，自汗或食后腹胀，舌质淡，苔薄白，脉细弱。治宜健脾养心，补益气血，方可选用归脾汤。

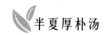

情志过极，精神紧张，或忧愁悲哀等精神因素的长期刺激之下，容易耗伤心神，心失所养而造成一系列病变，如心气不足则见心悸，短气，自汗，若耗伤营血，以致心血亏虚，心阴耗伤。表现出情绪不宁、心烦、心悸，健忘，口燥咽干，盗汗，失眠多梦，五心烦热，潮热，舌质红少津，苔少或无苔，脉细数。治宜滋阴养血，补心安神。方可选用天王补心丹加减。

五志过极则心气耗伤，营血不足，以致心神失养。症见精神疲乏萎靡，神思衰弱，反应迟钝，哭笑无常，迷蒙嗜睡，健忘失眠，懒言声低，舌质淡，脉弦。治宜甘润缓急，养心安神。方可选用甘麦大枣汤。

《证治汇补·郁证》指出："治郁之法，多以调中为要旨""脾胃居中，心肺在上，肝肾处下，四脏所受之邪，过于中者，中气常先受之，如果饮食不节，寒暑不调，停痰积饮，而脾胃亦会先受伤，所以中焦致郁恒多也，治宜开发运动，鼓舞中州，则三阴三阳之郁，不攻自解矣。"因为气郁而导致的一系列病证，皆需以调和中焦气机为先，接着根据兼夹证之不同，判断是气郁、血郁、痰郁、湿郁、火郁或食郁，辨明所郁之脏腑、证候虚实，如同尤怡所言："痰生于脾胃，宜实脾燥湿。又随气而升，宜顺气为先，分导次之。又气升属火，顺气在于降火。热痰则清之，湿痰则燥之，风痰则散之，郁痰则开之，顽痰则软之，食痰则消之，在上者吐之，在中者下之。"又如《叶选医衡》中指出："郁在气血者，当以有形之药，分气血以疗之，医者之责也。若郁在情志者，即当以情志解散，此无形之气药，病者所自具也。"郁病日久也会造成虚证，对付此种郁病患者，则需投以补益气血、健脾养心安神的方法，《叶选医衡》中亦说："郁者至久，元气未有不伤，克伐屡投，随散而随郁者，比比然也。于此当顾虑根本，权其重轻，或攻补兼施，使邪衰而正胜，或专行于补益，俾养正以除邪。"说明了郁病日久以后，皆会伤到元气，造成虚证，如果屡屡使用攻克之法，则郁无所从，邪无所去，所以治病必求根本，即使是郁病，在需要时也要攻补兼施，权衡其轻重，补而不滋腻，攻而不伤正，使肝气条达，脾气运化之职正常，气血运行通畅，身体机能皆可回到正轨，神志安宁，心有所主，精神状态自然平和。《证治准绳·杂病》中云："脾胃居中心，肺在上，肾肝在下，凡有六淫七情劳役妄动上下，所属之脏气，致虚实胜克之变，过于中者，而中气则常先，是故四脏一有不平，则中气不得其和而先郁矣。更有因饮食失节，停积痰饮，寒温不适所，脾胃自受，所以中焦致郁之多也。今以其药兼升降而用之者，盖欲升之，必先降之，而后得以升也。欲降之，必先升之，而后得以降也。"此处明确指出了，治疗郁病，常需注意中焦气机的升降是否失调，郁病以气机郁滞为其最基本的原因，日久会造成一系列的气滞血瘀，痰凝瘀阻。瘀在脏或瘀在腑，滞在经或滞在络。其病因不外乎内因由情志抑郁所引起，加之饮食失节，痰饮停聚在其中，或受寒受热，而致中焦脾胃郁而不行，脾胃气机升降失调，心和肺在其上位，肝和肾在其下之处，阳气运行不通，津液输布不畅，水谷精微代谢不利。故在治疗郁病时，不外乎视其所淤何处，所滞何物，再以宣通疏散、理气化瘀、行气祛痰、攻积散结等法治之。

（二）临床运用

杨琍舒总结黄煌教授应用半夏厚朴汤治疗焦虑症，疗效显著。

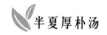

卜平等观察半夏厚朴汤加味方治疗癔球症的临床疗效及可能作用机理。方法：将95例癔球症患者随机分为半夏厚朴汤加味方组（治疗组）46例、慢严舒柠组（对照组）49例，另设正常组24例。采用国际常用的症状自评量表（SCL-90）观察患者临床疗效，评估患者心理状态，构建证候四诊合参数据库。结果：治疗组显效率及对患者抑郁、焦虑和整个心理状态的改善程度均优于对照组（$P < 0.05$ 或 $P < 0.01$）。结论：半夏厚朴汤加味方治疗癔球症疗效确切，其作用机理可能与调整患者抑郁、焦虑等心理状态有关。

（三）精选医案

吴某，男性，42岁。初中文化。公交车司机。

主诉"反复舌痛伴咽部异物感3年"。患者3年前因工作压力等生活事件逐渐出现咽部异物感，后渐感舌部疼痛，程度逐渐加重，伴担心多虑、胸闷心悸，严重时坐立不安，夜间睡眠差，兴趣减退。3年来在当地医院反复检查，未见明显器质性病变。西医诊断为焦虑状态、周围神经病，先后予"帕罗西汀、黛力新、阿米替林"等药物治疗，效果欠佳。精神科检查：神志清，接触合作，对答切题，时间、地点、人物定向力完整，思维形式未见明显异常，否认幻觉、妄想等症状，情绪焦虑、低落，情感反应协调，无消极意念及行为，意志行为减退，社会功能部分受损，自知力存在。辅助检查：汉密尔顿焦虑量表（HAMA）17分，汉密尔顿抑郁量表（HAMD）16分。西医拟"焦虑状态、抑郁状态"收住入院。入院予药物盐酸度洛西汀、喹硫平、劳拉西泮、唑吡坦片对症治疗3周，焦虑情绪好转，睡眠改善，但舌痛、口干、咽部异物感症状持续存在。

考虑患者中年男性，形体偏瘦，面色少华，诉舌痛，舌边缘为重，灼热刺痛，傍晚尤甚，伴口干喜饮，饮后不缓解，咽部异物感，胃纳不香，服药后睡眠尚可。舌质红、少苔、舌体瘦、舌下脉络可见瘀点，脉弦数。中医辨证为肝气郁结证，治法疏肝解郁，行气散结。方用半夏厚朴汤：

法半夏、生姜、苏叶各6g，茯苓、厚朴各12g。3剂。

复诊：服药后舌痛症状减轻，口干、咽部不适仍有。上方加芦根、天花粉、郁金各12g，石斛9g。5剂。舌痛、口干、咽部异物感症状明显改善。守方继服7剂，诸症悉除。复查汉密尔顿焦虑量表（HAMA）3分，汉密尔顿抑郁量表（HAMD）0分。门诊随访半年未复发。

按语： 舌痛常不伴明显的临床损害体征、无特征性的组织病理变化，但常伴有明显的焦虑、抑郁等精神症状，多发生于更年期前后妇女，类似于西医的"灼口综合征（BMS）"等疾病。性质可表现为灼痛、辣痛、麻痛、涩痛等。部位可在舌尖、舌边、舌中、舌根或全舌。中医学对"舌痛"的描述最早见于《灵枢·经脉》："是主脾所生病者，舌本痛。"《笔花医镜》曰："舌尖主心，舌中主脾胃，舌边主肝胆，舌根主肾。"患者舌痛以边缘为重，灼热刺痛，为肝胆所主。情志不遂，肝气郁结，肺胃失于宣降，津液不布，不能上承于口，舌失所养，可见舌痛口干。肝郁乘脾犯胃，脾滞胃逆，运化失司，生湿聚痰，痰气相搏，结于咽喉，可见咽中如有物阻，咯之不出，吞之不下。半夏厚朴汤由半夏、厚朴、茯苓、苏叶、生姜组成。方中半夏辛温入肺胃，理气散结，降逆和胃；厚朴性温、味苦辛，辛散苦降，下气除满，助半夏散结降逆；茯苓甘淡，渗湿健脾，宁心安神，以助半夏化痰；生姜辛温散结，和胃止呕，且制半夏

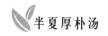

之毒；苏叶芳香行气，理肺疏肝，助厚朴行气宽胸、宣通郁结之气。气郁甚，可加用郁金、香附助行气解郁之功；口干甚，可加用芦根、天花粉、石斛等生津止渴。全方辛苦温并用，辛开苦降、温散郁滞，使郁气得疏，痰气得化，舌痛、口干、咽部异物感等症悉除。

二、抑郁症

（一）疾病简介

抑郁症又称抑郁障碍，以显著而持久的心境低落为主要临床特征，是心境障碍的主要类型。临床可见心境低落与其处境不相称，情绪的消沉可以从闷闷不乐到悲痛欲绝，自卑抑郁，甚至悲观厌世，可有自杀企图或行为；甚至发生木僵；部分病例有明显的焦虑和运动性激越；严重者可出现幻觉、妄想等精神病性症状。每次发作持续至少 2 周以上，长者甚或数年，多数病例有反复发作的倾向，每次发作大多数可以缓解，部分可有残留症状或转为慢性。迄今，抑郁症的病因并不清楚，但可以肯定的是，生物、心理与社会环境诸多方面因素参与了抑郁症的发病过程。尚无针对抑郁障碍的特异性检查项目。因此，目前的实验室检查主要是为了排除物质及躯体疾病所致的抑郁症。有两种实验室检查具有一定的意义，包括地塞米松抑制试验（DST）和促甲状腺素释放激素抑制试验（TRHST）。

抑郁症属于西医精神病学之病名，其在中医学中可归属于"郁病""百合病""脏躁""不寐""梅核气"等的范畴之中。郁病概括的范围相当广泛，抑郁症是郁病的症状之一，但抑郁症不等同于郁病。郁病是由于气机郁滞，脏腑功能失调而导致的心情抑郁，情绪不宁，甚或胸部满闷，两胁胀痛，或易怒易哭，或郁郁寡欢不思食等为主要临床表现的一类病证。其中《医学入门》中提到的："郁者，病结不散也"，更是概括了因郁而致病的最基本原因。《黄帝内经》就已经记载了郁病的病因病机和治则，其中说明了"郁"的概念包含有天时之郁、七情之郁以及脏腑之郁等造成的淤塞、郁滞的病因病机；根据五运太过所致之木郁、火郁、土郁、金郁、水郁，提出了"木郁达之，火郁发之，土郁夺之，金郁泄之，水郁折之"的治则，而其中更以"木郁达之"最具临床意义。

（二）临床运用

杨琍舒总结黄煌应用半夏厚朴汤治疗抑郁症情志不畅疗效显著。

燕军玲探讨半夏厚朴汤加减治疗功能性消化不良伴抑郁患者的临床价值。选 100 例功能性消化不良伴抑郁患者作为观察对象，按随机数表法分成观察组和对照组各 50 例。对照组接受常规治疗，观察组在对照组的基础上接受半夏厚朴汤加减治疗。对比两组治疗效果、不良反应和治疗前后抑郁程度、生活质量评分。结果：观察组治疗总有效率高于对照组，差异有统计学意义（$P < 0.05$）；两组不良反应发生率比较，差异无统计学意义（$P > 0.05$）；观察组治疗后抑郁程度得分和生活质量得分均低于对照组，差异有统计学意义（均 $P < 0.05$）。结论：半夏厚朴汤加减治疗功能性消化不良伴抑郁患者效果显著，可改善心理状况和生活质量，值得推广应用。

（三）精选医案

患者，女，38 岁，2014 年 1 月 9 日初诊。

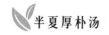

主诉：周身疼痛、疲乏不适一月余。现病史：患者近一月来无明显诱因出现周身疼痛不适，痛无定处，疲倦乏力，情绪低落，无欣快感，对周围事物缺乏兴趣，对生活没有信心，自感压力沉重，前途无望，口淡无味，胸部憋闷，乳房胀痛，纳少，味同嚼蜡，不知饥饱，大便 2～3 日一行，质偏软，量少，小便尚可，月经后期，量少偏暗，有少量血块，四肢自感沉重乏力、四末畏冷，睡眠轻浅，难以入睡。患者形体偏瘦，面色淡黄，寡言少语，多由父亲代诉，言语间眼中含泪，悲伤欲哭，两目迟滞，舌淡微胖边有齿痕，苔白微腻。切之手指不温，脉弦细微沉。婚育史：结婚五年育有一子，丈夫在南方工作，患者独自经营一个小型服装加工厂。

诊断：郁证（肝气郁结，心肝血虚）。

治则：疏肝解郁，调肝养血。

处方：当归 12g，赤芍 15g，白芍 15g，川芎 10g，柴胡 10g，枳壳 15g，姜半夏 10g，茯苓 15g，苏梗 10g，厚朴 10g，合欢花 12g，鸡血藤 15g，葛根 20g，炙甘草 6g。

5 剂，水煎服，每日 1 剂。嘱其多和家人朋友交流，适当为自己减压，多外出活动。

2014 年 1 月 16 日二诊，患者自诉服用上方后周身疼痛、疲乏感减轻，胸部憋闷改善，饮食略增，精神较前好转，在前方基础上加威灵仙 15g，鸡内金 15g，5 剂。

三诊：患者症状同二诊，但较前减轻，继服原方。

2014 年 1 月 30 日四诊：患者自诉精神好转，疼痛不适感若失，食之有味，知饥饱。拟方：守 2014 年 1 月 16 日方，再进 5 剂。

此后五诊、六诊，患者虽偶有不适，但症状较前大减，治疗总不离疏肝解郁、调肝养血之法。

2014年3月6日七诊：患者独自一人带孩子来治鼻炎，其面色红润，眼神灵动，表情丰富，语言轻快，思维敏捷，善于表达，自诉周身疼痛、疲乏无力、胸部憋闷，四末不温等症状消失，食欲增，大便畅，月经量增多，周期接近正常。舌淡红、苔白微有齿痕，脉细略沉，可正常工作，要求再为调理，拟方：当归12g，白芍15g，茯苓15g，柴胡10g，炒白术15g，薄荷6g（后下），桂枝10g，鸡内金15g，炙甘草6g，生姜3片。

按语：此患者夫妻两地分居，又身负家庭、事业重任，长此以往思虑过度，思则气结，暗耗阴血，气血失和不得荣养周身则疼痛不适，疼无定处；阴血不足，肝气不能疏发，心阳不得振奋则精神疲乏，情绪低落，无欣快感，缺少信心；肝气不舒、心阳不振则心胸憋闷；痰凝气结则乳房小叶增生；肝血亏少，肝气不舒，胞宫蓄溢失常则经量少、月经后期；肝和脾胃相连，肝虚则土壅，故食谷不馨；四末欠温，亦为气血不和之象，故以当归、白芍、川芎养肝调血，以四逆散疏肝解郁，半夏厚朴汤行气化痰，合欢花疏肝解郁安神以助睡眠，鸡血藤合当归、赤芍、川芎补血而活血通络，合葛根而通络活血，且葛根可升阳明之气而振奋阳气。二诊因为原方有效，故效不更方，针对患者仍有周身疼痛加威灵仙以通经活络，现代药理研究表明，威灵仙水提取液有很好的改善微循环的作用；加鸡内金健脾消食，脾胃健则气血化生有源，阴血得生，肝气自和，由于切中病机故能取效。后因取效明显，故守方加减。七诊患者精神体力均已恢复，情志正常，唯舌边有齿痕，脉细略沉可能和患者体质有关，结合病史故用逍遥散（当归、白芍、柴胡、茯苓、白术、甘草、薄荷、生姜）补血疏肝健脾，方加桂枝一者

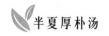

合当归、芍药取当归四逆汤之意，补血温经，治其四逆症状；二者桂枝助薄荷、柴胡以疏解肝气；三者桂枝可补肝阳。

三、失眠症

（一）疾病简介

失眠是指无法入睡或无法保持睡眠状态，导致睡眠不足，又称入睡和维持睡眠障碍。临床一般表现为入睡困难、睡眠深度或频度过短、早醒及睡眠时间不足或质量差等，是一种常见病。失眠往往会给患者带来极大的痛苦和心理负担，又会因为滥用失眠药物而损伤身体其他方方面面。

失眠的病因多种多样，大都为不良的生活习惯引起，喝咖啡、茶也是不好的习惯。临床症状表现睡眠质量差，许多患者虽然能够入睡，可感到睡眠不能解乏，醒后仍有疲劳感。睡眠感觉障碍，缺乏睡眠的真实感，许多病人虽然能酣然入睡，但醒后坚信自己没睡着，而同房间的人或配偶却说他一直在打呼噜。睡眠浅容易做梦，病人自感睡不实，一夜都是似睡非睡的，一闭眼就是梦，一有动静就醒，有的早醒，不管几时入睡，早上三点钟准醒，醒后再入睡更难，只好瞪眼到天亮。还有的病人经常做噩梦，从恐怖惊险的梦境中惊醒，出一身冷汗，紧张心悸，面色苍白，再也不敢入睡了。这也是失眠的表现。入睡困难，辗转难眠，入睡时间比以往推后 1~3 个小时，患者说本来也很困，也想睡觉，可躺在床上就是睡不着，睡眠时间明显减少。

失眠病的中医病名为"不寐"，是以经常不能获得正常睡眠为特征的一类病证。多为情志所伤、饮食不节、劳逸失调、久病体虚等因素引起脏腑机能紊乱，气血失和，阴阳失调，阳不入阴而发病。病位主要在心，涉及肝、胆、脾、胃、肾。病性有虚有实，且虚多实少。治疗以补虚泻实，调整脏腑阴阳为原则。不寐在《黄帝内经》称为"不得卧""目不瞑"。《素问·逆调论》记载有"胃不和则卧不安。"《伤寒论》及《金匮要略》认为其病因分为外感和内伤两类，提出"虚劳虚烦不得眠"。《景岳全书》中将不寐病机概括为有邪、无邪两种类型。明·李中梓提出："不寐之故，大约有五：一曰气虚，一曰阴虚，一曰痰滞，一曰水停，一曰胃不和。"戴原礼《证治要诀》又提出"年高人阳衰不寐"之论。病因多为情志失常、喜怒哀乐等情志过极均可导致脏腑功能失调，而发生不寐病证。或由情志不遂，肝气郁结，肝郁化火，邪火扰动心神，心神不安而不寐。或由五志过极，心火内炽，扰动心神而不寐。或由喜笑无度，心神激动，神魂不安而不寐；或由暴受惊恐，导致心虚胆怯，神魂不安，夜不能寐。饮食不节，暴饮暴食，宿食停滞，脾胃受损，酿生痰热，壅遏于中，痰热上扰，胃气失和，可致失眠。此外，浓茶、咖啡、酒之类饮料也是造成不寐的因素。劳逸失调，劳倦太过则伤脾，过逸少动亦致脾虚气弱，运化不健，气血生化无源，不能上奉于心，而致心神失养而失眠。或因思虑过度，伤及心脾，心伤则阴血暗耗，神不守舍；脾伤则食少，纳呆，生化之源不足，营血亏虚，心失所养，而致心神不安。病后体虚，久病血虚，年迈血少，引起心血不足，心失所养，心神不安而不寐。正如《景岳全书·不寐》所说："无邪而不寐者，必营气之不足也，营主血，血虚则无以养心，心虚则神不守舍。"亦可因年迈体虚，阴阳亏虚而致不寐。病机为不寐的病位主要在心，与肝、脾、肾有关。基本病机为阳盛

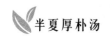

阴衰,阴阳失交。一为阴虚不能纳阳,一为阳盛不得入于阴。病理性质有虚实两面,肝郁化火、痰热内扰、心神不安为实;心脾两虚、心胆气虚、心肾不交,心神失养为虚,但久病可表现为虚实兼夹,或为瘀血所致。

(二)临床运用

齐向华提出了半夏厚朴汤加味治疗失眠有一定的疗效,并提出了其在心理层面的应用。

(三)精选医案

患者,女,45 岁,农民,忻州人,2014 年 4 月 10 日初诊。

主诉:入睡困难 2 月余。现病史:患者近两月以来难以入睡,睡前思绪不断,头痛,精神困倦,但不得入寐,睡眠轻浅,多梦,睡眠时间短,白天精神差,自感全身多处不适,经西医院诊查无明显病变,恐惧多疑,喜忘,悲伤欲哭,口淡无味,胸憋纳差,大便日一行,小便可,月经无明显异常,四末怕冷。患者体型中等,有少许白发,眼神哀怨,言语叨续不断,语义重复(家人对患者有不屑之意),狐疑多虑(来诊时已自备一份材料,详细记载"病史"),叙述病情时声音震颤、抽泣。舌淡苔白,脉弦紧。

诊断:不寐(少阳气郁)。

治则:疏肝解郁,补血安神。

处方:柴胡 10g,赤芍 15g,白芍 15g,枳壳 15g,姜半夏 10g,茯苓 15g,苏梗 10g,厚朴 10g,合欢花 12g,鸡血藤 15g,远志 10g,石菖蒲 10g,炙甘草 5g。

5 剂,水煎服,每日 1 剂。并告知患者病情并无大碍,要调畅情志,嘱其妹妹多予安慰,并告诫其丈夫善待妻子,多和妻子沟通。

2014年4月17日二诊：患者诉睡眠时间延长，醒后疲劳感减轻，疼痛减轻，其余症状如前。守前方继服14剂。

后又在此基础上酌情加减女贞子、旱莲草、仙茅、淫羊藿等药，服药两月余而愈。

按语： 患者由于家庭情感等原因而致肝气郁结，肝魂不敛，故出现如上睡眠症状，夜不寐，则昼不精，故白天疲乏；郁而气结，不通则痛，故头痛、身痛、胸憋；肝不疏土，则纳差；气结而痰凝，闭阻清窍，心不主神志而多疑恐惧、喜忘。且患者又年近七七，体内阴阳亦有不足，这也是造成此病的另一原因。方中以解郁汤疏肝解郁行气化痰，加合欢花解郁安神，远志、石菖蒲合半夏、茯苓涤痰开窍安神，鸡血藤合赤芍活血通脉，缓解周身疼痛不适感。另外患者虽月经无紊乱，但有少许白发，年近七七，天癸将竭，肾水衰少，水不滋木，也是失眠和上诉症状诱因，故后期用女贞子、旱莲草（即二至丸）滋补肝肾，配仙茅、淫羊藿，使阴得阳升而源泉不竭。四药合用，阴阳结合，针对患者年过四十，阴气自半的状态，调和阴阳。

四、偏头痛

（一）疾病简介

偏头痛是临床最常见的原发性头痛类型，临床以发作性中重度、搏动样头痛为主要表现，头痛多为偏侧，一般持续4～72小时，可伴有恶心、呕吐，光、声刺激或日常活动均可加重头痛，安静环境、休息可缓解头痛。偏头痛是一种常见的慢性神经血管性疾患，多起病于儿童和青春期，中青年期达发病高

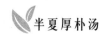
峰，女性多见，男女患者比例为1∶2～1∶3，人群中患病率为5%～10%，常有遗传背景。偏头痛的病因尚不明确，可能与下列因素有关：

1. 病因

（1）遗传因素：约60%的偏头痛病人有家族史，其亲属出现偏头痛的风险是一般人群的3～6倍。

（2）内分泌和代谢因素：本病女性多于男性，多在青春期发病，月经期容易发作，妊娠期或绝经后发作减少或停止。这提示内分泌和代谢因素参与偏头痛的发病。

（3）其他：另外一些环境和精神因素，如紧张、过劳、情绪激动、睡眠过度或过少、月经、强光也可诱发。

2. 发病机制

发病机制尚不清楚，目前主要有血管学说、神经学说、三叉神经血管学说。

3. 临床表现

无先兆偏头痛是最常见的偏头痛类型，约占80%。发病前可没有明显的先兆症状，也有部分病人在发病前有精神障碍、疲劳、哈欠、食欲不振、全身不适等表现，女性月经来潮、饮酒、空腹饥饿时也可诱发疼痛。头痛多呈缓慢加重，反复发作的一侧或双侧额颞部疼痛，呈搏动性，疼痛持续时伴颈肌收缩可使症状复杂化。见周期性呕吐、反复发作的腹部疼痛伴恶心呕吐即腹型偏头痛、良性儿童期发作性眩晕。发作时不伴有头痛，随着时间的推移可发生偏头痛。

4. 治疗

包括药物治疗和非药物治疗两个方面。

（1）非药物治疗：主要是物理疗法，可采取用磁疗、氧疗、心理疏导，缓解压力，保持健康的生活方式，避免各种偏头痛诱因。

（2）药物性治疗：分为发作期治疗和预防性治疗。发作期的治疗为了取得最佳疗效，通常应在症状起始时立即服药。治疗药物包括非特异性止痛药，如非甾体类抗炎药物和阿片类药物，特异性药物如麦角类制剂和曲普坦类药物。

偏头痛属于中医偏头风、脑风、头痛、头风等范畴。头为精明之府、神明之主，诸阳之会，内藏脑髓而为髓海。偏头痛患者的中医症状主要表现为：风邪兼夹寒、热、湿之邪，阻遏经络、上犯颠顶、气血失和、蒙蔽清阳、肝失疏泄、脾失健运、脑络失养、脑髓失充、营血亏损、脉络失荣等。偏头痛病位在脑络，与肝、脾、肾有关。由于偏头痛发病多样，病程较久、反复、顽固，因此关于偏头痛的病因病机，历代医家论述颇多，结合古今"头痛""头风"等相关文献研究，一般认为风、寒、火、痰、虚、瘀是偏头痛发病的病理基础。细究偏头痛的病因病机不出外感、内伤两端。在外感风、寒、暑、湿、燥、火六淫中，风为之长，夹寒、夹热、夹湿袭头而致头痛。脑为髓之海，有赖于肝肾精血、脾胃化生之水谷精微滋养，故内伤头痛与肝、脾、肾关系密切，因于肝者有肝气亏虚、肝气郁结、肝阴不足；因于脾者有气血亏虚及痰浊内生或上扰；因于肾者有肾阳不足，寒从内生或肾阴不足，风阳上扰。久病入络，偏头痛反复发作，多有瘀血。偏头痛患者机体可能存在对偏头痛的某种易感性体质，具有这种遗传性"先天不足"体质的人当受诱因刺激时，容易引发偏头痛。这有待于临床和实验进一步验证。偏头痛的病因虽有种种不同，但其发病机理确有共同之处，

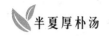

即所谓"不通则痛"和"不荣则痛",但其程度及性质上又各有其特征和差异。偏头痛中医的治疗常使用引经药,对于有热证者临床多使用清热之法。

(二)临床运用

杨琍舒总结黄煌应用半夏厚朴汤治疗偏头痛,疗效显著。

(三)精选医案

韩某,女,61岁。2010年11月19日初诊。

因头痛2年余。以额、颠顶部疼痛为主,多在心情郁闷不舒时疼痛加重,并伴有恶心欲呕,胃脘部胀满不适,其头痛发作严重时患者用揪自己头发来缓解疼痛,严重时胃脘部不适症状也会明显加重,咽喉部有堵塞感。曾就诊于京城多家三级中医院,无明显好转。查胃镜,结果报告:浅表性胃炎;腹部超声,结果报告:胆囊壁增厚,肝囊肿;血生化检查结果:肌酸肌酶轻度升高。舌暗淡,苔白腻,脉滑。

诊断:头痛(肝郁气结,肝气犯胃)。

处方:半夏厚朴汤合四逆散:半夏20g,厚朴10g,苏梗、叶各10g,茯苓15g,柴胡10g,枳壳10g,白芍10g,生姜15g,炙甘草6g。

7剂,配方颗粒剂,每日1剂,分2次沸水冲服。

1周后复诊诉,诸症均明显减轻,查舌暗,苔白,脉弦细,再以原方7剂巩固疗效。

按语:患者情志经常不得舒畅,咽部异物感,为气郁痰阻之梅核气,半夏厚朴汤主之;头痛严重时需揪头发来缓解疼痛,乃为舒发郁结之肝气,可得暂时减轻,治以疏肝解郁之四逆散;两方合用所以能获佳效。

第六节　五官科

一、慢性咽喉炎

（一）疾病简介

慢性咽炎为咽黏膜、黏膜下及淋巴组织的慢性炎症。弥漫性咽部炎症常为上呼吸道慢性炎症的一部分；局限性咽部炎症则多为咽淋巴组织炎症。本病在临床中常见，病程长，症状容易反复发作。从病理学上，慢性咽炎可分为以下 5 类：

1. 慢性单纯性咽炎

此种类型较常见，表现为咽部黏膜慢性充血。病变主要集中在咽部黏膜层，其血管周围有较多淋巴组织浸润，也可见白细胞及浆细胞浸润。黏膜及黏膜下结缔组织增生，可伴有黏液腺肥大，腺体分泌功能亢进，黏液分泌增多且较黏稠。

2. 慢性肥厚性咽炎

慢性肥厚性咽炎，又称慢性颗粒性咽炎及咽侧炎，慢性单纯性咽炎迁延不愈可形成慢性肥厚性咽炎，此种类型在临床中也很常见。咽部黏膜层充血增厚，黏膜及黏膜下有广泛的结缔组织及淋巴组织增生，在黏液腺周围的淋巴组织增生突起，表现咽后壁多个颗粒状淋巴滤泡，可呈慢性充血状，亦可多个淋巴滤泡融合为一体。黏液腺内的炎性渗出物可被封闭其中，在淋巴颗粒隆起的顶部形成囊状白点，破溃时可见黄白色渗出物。此型慢性咽炎常累及咽侧索淋巴组织，使其增生肥厚，呈条索状。

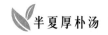

3. 萎缩性及干燥性咽炎

萎缩性及干燥性咽炎，临床中较少见。发病初期黏液腺分泌减少，分泌物稠厚而干燥。继因黏膜下层慢性炎症，逐渐发生机化及收缩，压迫腺体与血管，使腺体分泌减少和营养障碍，致使黏膜及黏膜下层逐渐萎缩变薄。咽后壁上可有干痂或脓痂附着，通常伴有臭味。

4. 慢性过敏性咽炎

慢性过敏性咽炎又称慢性变应性咽炎。为发生于咽部黏膜的由 IgE 介导的 I 型变态反应。变应原刺激咽部黏膜，使合成 IgM 的浆细胞转化为合成 IgE 的浆细胞，IgE 又附着于肥大细胞、嗜碱性粒细胞表面，使咽部黏膜处于致敏状态。当相同的变应原再次接触机体后，变应原与介质细胞表面的 IgE 结合，导致介质细胞脱颗粒，释放包括组胺、合成前列腺素等多种炎性介质，可引起毛细血管扩张、血管通透性增加、腺体分泌增多，引起过敏反应。而食物性过敏原主要通过补体 C3、C4 途径引起过敏反应。慢性过敏性咽炎多伴发于全身变应性疾病或变应性鼻炎，亦可单独发病。季节性慢性过敏性咽炎，其症状可有季节性变化。如对食物过敏，可在进食致敏性食物后出现慢性咽炎的相关症状。

5. 慢性反流性咽炎

慢性反流性咽炎与胃食管反流相关。胃液由于胃食管反流直接损伤咽部黏膜，或通过神经反射引起咽部黏膜及黏膜下的慢性炎症。

慢性单纯性咽炎在控制各种致病因素、保持良好生活习惯及应用各种治疗后可以缓解直至治愈，否则可能迁延成为慢性肥厚性咽炎；慢性肥厚性咽炎及慢性萎缩性或慢性干燥性咽炎的治疗效果欠佳，症状易反复；慢性过敏性咽炎脱离致敏原后症状可缓解至消失；慢性反流性咽炎控制胃食管反流后症状可以明显缓解直至治愈。

（二）临床运用

柯立新探究半夏厚朴汤治疗慢性咽炎的临床效果。方法：随机选择本所收治的 36 例慢性咽炎患者，治疗时间为 2017 年 2 月~2018 年 2 月，采用双盲法将患者均分为两组。对照组采用冬凌草片治疗，观察组采用半夏厚朴汤治疗。结果：观察组治疗总有效率为 94.44%，显著比对照组（72.22%）的治疗总有效率高，组间治疗有效率差异显著（$P < 0.05$）。结论：半夏厚朴汤治疗慢性咽炎临床效果优越，能够帮助患者快速改善临床症状，尽快康复。

（三）精选医案

王某，女，59 岁。2010 年 7 月 5 日初诊。

患慢性咽炎 7 年余，自觉咽部有痰在咽喉深部，咳之不出，咽之不下，咯吐极其困难，偶尔可咯出小的极硬的痰块，因经常深咳致咽部发音异常，已出现声音嘶哑，曾多次看耳鼻喉科，诊为慢性咽炎。以消炎药物治疗多年未愈，伴背部冷凉，大便溏薄，舌暗，苔白，脉沉细伏。

诊断：梅核气（阳虚、痰凝、气阻证）。

处方：半夏厚朴汤合四逆汤合桔梗甘草汤加减治疗：

半夏 15g，茯苓 15g，苏梗、苏叶各 10g，厚朴 10g，桔梗 15g，炮姜 10g，炮附子 15g，生姜 10g，炙甘草 15g。

5 剂配方颗粒剂，每日 1 剂，分 2 次沸水冲服。服后背部

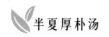

冷凉及大便溏薄有所改善，咽喉部症状也有减轻。后继续以上方化裁调理 2 月余，咽部症状及全身症状基本消失而临床痊愈。

按语：本例患者咽部症状较重，而背部寒冷、大便溏薄也较为突出，诊为阳虚痰凝气阻之证，用半夏厚朴汤行气去顽痰，以炮姜、附子温中通阳祛寒，以桔梗甘草汤通窍开音，诸药合用故能使气行、寒去、痰凝开而能愈病。

二、鼻窦炎

（一）疾病简介

鼻窦炎为鼻窦的化脓性炎症。常为多个鼻窦同时受累。慢性鼻窦炎影响病患的生活质量，加重患者的呼吸道感染症状，严重者有引起颅、眼、肺并发症的可能，导致视力改变，甚至感染加重而死亡。在药物、手术治疗下大多数慢性鼻窦炎患者可以治愈，少数伴过敏、哮喘、阿司匹林不耐受等特异体质的患者，疾病常反复发作。主要与引起头痛的其他疾病相鉴别，如偏头痛、颅内肿瘤；因有鼻塞，要与鼻腔鼻窦肿瘤相鉴别，如鼻腔内翻新乳头状瘤、鼻腔鳞癌等，病理诊断可以明确之。本病多因急性化脓性鼻窦炎未得到及时合理地治疗迁延而致。其他病因与急性化脓性鼻窦炎相似，感染、变应性鼻炎和鼻窦引流障碍是其主要原因。牙源性上颌窦炎可慢性起病。慢性化脓性鼻窦炎的致病菌大多数是混合感染，近年来以流感杆菌、变形杆菌和链球菌多见。慢性化脓性鼻窦炎的病理变化，无论从肉眼观察或显微镜检查，其差异很大，各家分型也不一致，常分为水肿、息肉、浸润、纤维、囊肿等病理改变，实际上常混合存在，其中以水肿或息肉多见。

《黄帝内经》中即有"鼻渊者，浊涕下不止也"之论。故鼻炎属中医学"鼻渊"范畴。

本病有急鼻渊（急性化脓性鼻窦炎）和慢鼻渊（慢性化脓性鼻窦炎）两种类型，而以后者更为常见。在急、慢性鼻炎中均可见到头痛一症，虽程度不同，但都具有以下特点：

头痛常伴有鼻塞、流脓涕、嗅觉障碍等症状；头痛有时间性和定位特点。这与它们的解剖位置有关。①额窦炎：表现为前额部疼痛，并在前额眉弓处有压痛，疼痛上午重，而中午时最剧，午后减轻，至晚上则全部消失。上颌窦炎：也为前额部疼痛，上午轻，下午重，在眉弓及面颊部可有压痛，急性者有时伴有上列磨牙痛。②蝶窦炎：在眼后部及头深部疼痛，还可引起晨起轻、午后重的枕部疼痛。③筛窦炎：在眼内角处的鼻梁部可有压痛或疼痛，头痛较轻，前组筛窦炎的头痛性质有时与额窦炎相似，后组筛窦炎的头痛性质有时与蝶窦炎相类似；头痛在休息、滴鼻药、蒸汽吸入或鼻腔通气，引流改善后可减轻，于咳嗽、低头弯腰，用力或突然摇动头部时头痛加重，吸烟、饮酒、情绪激动亦可使头痛加重。此病多因外感风热邪毒，或风寒侵袭，久而化热，邪热循经上蒸，犯及鼻窍；或胆经炎热，随经上犯，蒸灼鼻窍；或脾胃湿热，循胃经上扰等引起。故外解表邪，内祛湿热是治疗鼻渊的重要手段。

（二）临床运用

杨琍舒总结黄煌应用半夏厚朴汤治疗鼻窦炎，疗效显著。

（三）病案分析

祁某，男，70 岁。2009 年 9 月 21 日初诊。

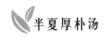

自诉从记事起（五六岁时），就患有"鼻炎"。鼻塞，至今已数十年，近十多年来常年应用"消炎药"及其他治疗"鼻炎"的中西药物治疗，一直未有好转。详问其除鼻塞，偶鼻流浊涕外，咽部也堵塞不适，腹胀，二便尚调，舌暗苔灰黑腻，脉右尺弦。

诊断：鼻渊（痰气郁阻，阴寒内盛）。

处方：半夏厚朴汤合麻黄附子细辛汤。药用半夏15g，厚朴15g，茯苓10g，苏梗、苏叶各10g，附子10g，细辛5g，麻黄3g，生姜10g，炙甘草6g。3剂，水煎服。

2009年9月24日复诊：诉用药效果不明显，鼻塞仍同前，晨起尤甚，舌脉无变化，诊断同前，遂加大化痰温阳之力，以干姜易生姜，佐以黄芩、大黄，药用半夏30g，厚朴15g，茯苓10g，苏梗、苏叶各10g，附子30g，细辛5g，麻黄5g，炙甘草30g，干姜30g，黄芩10g，大黄6g。4剂，水煎服。

三诊2009年9月28日：自诉服药第1剂后已有效果，鼻部时通时阻，现鼻塞减轻已有近7成。继上方5剂而告愈。

按语：本例患者鼻塞咽喉不利，舌苔腻，为痰气郁阻清窍，当属半夏厚朴汤证；舌暗苔灰黑腻，脉右尺弦乃下焦有寒之象，鼻咽二窍堵塞不通，为少阴病兼有表证，应用麻黄附子细辛汤证，炙甘草补中而调和诸药，辨证当无误，用药也不为过。前3剂药不效，分析原因：一是因为病久寒邪羁留较深，药力不济；二是因为寒邪久居下焦，对辛温性热之药格拒不受。故二诊时加大辛温之药量，并应用性寒凉之黄芩、大黄为反佐引经药物而能起效。

三、化脓性中耳炎

(一) 疾病简介

急性化脓性中耳炎常为混合性感染，致病菌多为金黄色葡萄球菌，甲、乙两型溶血性链球菌和肺炎双球菌等多种病菌经咽鼓管传染途径及鼓膜传染途径致病。急性化脓性中耳炎是临床常见的一种耳病，有不同程度的听力损失，若失治误治，可引起颅内、外并发症。临床上常单纯采用抗生素治疗，往往有细菌耐药现象产生，疗效并不十分理想。

化脓性中耳炎属中医"脓耳"范畴，本病是由于正气不足，内蕴湿热，外受风邪，致热毒壅盛，循肝胆经上冲于耳窍，热毒蕴结，腐烂肌膜而化脓。治疗上着重清热解毒排脓。外治宜清热解毒，消肿止痛，敛湿，祛腐生肌。

(二) 临床运用

刘鲜妮等通过收集73例（104耳）分泌性中耳炎患者，对照组（36例、51耳）予常规治疗，观察组（37例、53耳）在常规治疗基础上予半夏厚朴汤加味（远志、石菖蒲、生姜各15g，茯苓、紫苏叶各30g，半夏、甘草、厚朴各10g）两组对比发现：观察组有效35例，有效率为96.59%，对照组有效为28例，有效率为77.78%，差异有显著性意义（$P < 0.05$）。

现代研究

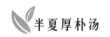
第六章　现代实验室研究概述

第一节　半夏厚朴汤全方药理研究

一、半夏厚朴汤的镇呕止吐作用

中医学认为，呕吐是由于胃失和降、胃气上逆所致。恼怒伤肝，肝失条达，横逆犯胃，胃气上逆；忧思伤脾，脾失健运，食停难消，胃失和降，均可发生呕吐。半夏厚朴汤中半夏散结消痰，和胃降逆；厚朴可增降气除满之效；而生姜有"呕家圣药"之誉，辛温散气，降逆和中；茯苓等甘淡渗湿健脾，紫苏叶宽中行气，三药共为佐使。除此之外，半夏还能有效抑制呕吐中枢兴奋及胃肠道平滑肌痉挛，故该方可作为治疗呕吐的基础方。研究表明，半夏厚朴汤加味可治疗妊娠呕吐、晨起干呕、神经性呕吐等。常用配伍，脾胃虚弱加党参、白术、栀子、淡豆豉；胃火炽盛者加黄连、石膏、玄参、麦冬、太子参清热养阴；胃热不甚者，常加竹茹、枇杷叶、芦根、陈皮以清宣胃热；肝气郁结，可配伍柴胡、白芍、合欢花、郁金等药物；胃脘部隐痛加玄胡、公英；腹胀加莱菔子等。

二、半夏厚朴汤可改善胃肠功能

1. 原处方对胃肠功能的改善作用

研究发现，半夏厚朴汤能有效治疗胃食管反流病、胃溃疡、功能性消化不良等多种胃肠疾病。其中胃食管反流病是由多种因素造成的消化动力障碍性疾病，目前定义为由胃十二指肠内容物反流入食管，引起不适症状和（或）并发症的一种疾病；而胃溃疡及消化不良则是日常常见的胃肠疾病。在中医理论中，食管属于胃的范畴，胃为水谷之海，与脾互为表里，脾为阴脏，胃为阳腑，共同行使受纳、消化、转运和输布功能。而半夏厚朴汤中，半夏可化痰散结，降逆和胃；厚朴则擅长行气开郁，下气除满；而苏叶能行气疏肝，可以协厚朴开郁散结；茯苓健脾渗湿，干姜散结降逆，二者可助半夏化痰散结，和胃降逆，符合中医理论辨证论治的特点。临床研究表明，无论单独用药还是联合其他药物用药，其疗效均超越单纯西药的疗效，可以有效抑制胃酸，改善胃肠功能。

2. 加味对胃肠功能的改善作用

在临床应用治疗胃肠病证中，半夏厚朴汤常常与其他药味配伍应用以达到治疗目的。一般而言，与中药药味配伍使用可以有效地提高半夏厚朴汤某一方面的药效。

在半夏厚朴汤治疗腰椎手术后胃肠功能紊乱的研究中，加入了陈皮、白术、香附、桃仁、红花、甘草等药物；有便秘史者，加当归、枳实、生大黄；食欲差，则加麦芽、神曲等。

在治疗非糜烂性胃食管反流病中，口苦、尿黄者加黄连、芦根；心烦、失眠者，加淡竹叶、夜交藤；胸闷胸痛者，加丹

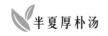 半夏厚朴汤

参、白芍；胁肋胀满者，加柴胡、菊花；烧心明显者，加煅龙牡或海螵蛸、黄芩；干咳为甚者，加杏仁、枇杷叶；咽干不适及咽部异物感明显者，加石决明等。

治疗慢性浅表性胃炎时，加入炙甘草、枳壳、生白术、佛手、花椒、延胡索等。

以半夏厚朴汤加入大剂量鱼腥草为治疗食道炎的基础方，可再根据具体情况酌情加入其他药味，如病久气阴两虚伴神疲乏力、心烦失眠等症者，加黄芪、黄连、黄芩、沙参、枣仁、丹皮；善太息且较重者，加重香附、陈皮、瓜蒌；咽干者加马勃、射干。除此之外，研究表明，半夏厚朴汤中加入适量黄芪、白术，可通过增加胃黏膜血流量、调节胃酸和胃蛋白酶分泌及抗脂质过氧化损伤而起保护和修复胃黏膜的作用。

3. 联合化学药物有改善胃肠功能的作用

半夏厚朴汤与西药联用常常能整体性提高用药疗效，如在治疗肝胃不和型慢性胃炎胃动力减缓病症中，半夏厚朴汤不仅加入中药药味枳实、黄连、麦芽、神曲、甘草、白术、丹参，还联合常用于治疗慢性胃炎的多潘立酮，结果表明不仅提高了治疗有效率，降低过敏反应，还能降低复发率。癔球症是一种胃肠道动力性功能性疾病，在进行治疗时采用半夏厚朴汤加西药黛力新，治疗效果显著，痊愈率大大提高。用半夏厚朴汤加味治疗霉菌性食管炎时，加入苏梗、白术、陈皮、炙黄芪等药味，并联合西药氟康唑，能迅速缓解症状，标本兼治，最终达到更好地治病防病的理想功效。

三、半夏厚朴汤的镇静催眠及抗抑郁作用

1. 镇静催眠作用

研究表明，谷氨酸是兴奋性氨基酸，也是主要兴奋性递质，在中枢内分布广泛，对中枢神经系统的所有神经元有兴奋作用，使神经元放电，其释放量的增加与睡眠质量呈负相关，在失眠中起重要作用。

半夏厚朴汤可降低机体内谷氨酸含量。其治疗失眠的机制可能是通过降低谷氨酸含量来减轻脑内神经兴奋性，起到了保护脑神经元及镇静催眠的作用。而半夏厚朴汤的镇静催眠效果与临床用于镇静催眠的代表药物萄地普隆的效果无显著的差异，协同戊巴比妥钠能有效延长催眠时间。此外，半夏厚朴汤加入白芍、当归、槟榔、浙贝、茯苓、苍术、防风、荆芥、木香、郁金，可有效治疗思虑过度的失眠症。研究发现，半夏厚朴汤中君药半夏的生半夏水提物以及法半夏水提物具有协同戊巴妥钠的中枢抑制作用，而半夏生物总碱、半夏乙醇提物具有抗惊厥的作用。

2. 抗抑郁作用

西医学认为，抑郁症是精神性疾病，原因是中枢兴奋性递质活动过低或受到抑制，即抑制性递质活动过度造成。从中医角度看来，抑郁症的主要病机为元气亏虚、气血郁滞，治当培元益气。

行为学观察、脑内单胺类神经递质的含量的检测，以及代谢组学的研究，半夏厚朴汤能增加抑郁大鼠行为、增加大鼠海马内超氧化物歧化酶（SOD）和减少丙二醛（MDA）的表达、

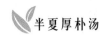

提高机体内亮氨酸和色氨酸含量。在实验中抑郁模型的大鼠应激反应减弱，受刺激活动减少；临床研究也发现，重度抑郁患者体内 SOD 的活性降低，MDA 的含量升高。而亮氨酸为支链氨基酸，能够反应机体的中枢性疲劳，是诱导抑郁状态产生的因素；色氨酸是神经递质 5 – 羟色胺（5 – HT）的前体物质，中枢 5 – HT 缺乏可导致抑郁。综上所述，半夏厚朴汤能起到有效的抗抑郁作用。

半夏厚朴汤作为治疗抑郁症的代表方药，其作用效果显著，而在治疗抑郁症患者时，一般是在原方的基础上根据病情加减进行治疗。如治疗躯体症状占优势的抑郁症时，觉腹中有气上冲者，加莱菔子；心悸者，加龙骨、牡蛎；胸闷不舒者，加柴胡；心烦少寐者，加合欢皮、夜交藤等。治疗青年抑郁症可加陈皮、枳壳、远志、酸枣仁、菖蒲、甘草等，以增疏肝健脾、理气开郁、化痰降逆、安神定志之效用。而在治疗脑卒中后轻中度抑郁症时，心烦气躁，加栀子、黄芩；口苦、自汗，加炙甘草、浮小麦等。而在探讨对慢性强迫游泳模型小鼠的影响时，加入郁金、陈皮，其结果与单用盐酸氟西汀的效果无明显差异。

第二节　主要组成药物药理研究

一、半夏

（一）镇咳作用

生半夏、姜半夏、姜浸半夏和明矾半夏的煎剂，对猫碘液注入胸腔或电刺激喉上神经所致的咳嗽有明显的镇咳作用，且可维持 5 小时以上。镇咳作用接近于可卡因的作用。

（二）抑制腺体分泌作用

半夏制剂对毛果芸香碱引起的唾液分泌有显著的抑制作用，亦有报道煎剂口服时，唾液分泌先增加，后减少。

（三）镇吐作用

半夏加热炮制或加明矾、姜汁炮制的各种制剂，对阿扑吗啡、洋地黄、硫酸铜引起的呕吐都有一定的镇吐作用。上述 3 种催吐剂的作用机制不同，而半夏都显示有镇吐作用，推测其镇吐作用机制是对呕吐中枢的抑制。

（四）抗生育作用

半夏蛋白对早孕小鼠的抑孕率为 50%。利用过氧化物酶标记定位术显示子宫内膜、腺管上皮细胞，以及胚胎外胚盘锥体上某些部分细胞团和半夏蛋白有专一性的结合。这些部位很可能就是半夏蛋白的抗孕作用部位。如直接将半夏蛋白注入小鼠子宫腔内也表明有抗早孕作用。如果上述结合部位确实是半夏蛋白影响小鼠已着床的子宫内膜和胚胎，产生抗早孕作用，则上述部位也可能起着床识别的作用，因为半夏蛋白不仅能终止小鼠早期妊娠，还有制止兔胚泡着床的效应。半夏蛋白还有很强的抗兔胚泡着床作用，子宫内注射，抗着床率达 100%。经半夏蛋白作用后的子宫内膜能使被移植的正常胚泡不着床。在子宫内经半夏蛋白孵育的胚泡移植到同步的假孕子宫，着床率随孵育时间延长而降低。

（五）对胰蛋白酶的抑制作用

半夏胰蛋白酶抑制剂只抑制胰蛋白酶对酰胺、酯、血红蛋白和酪蛋白的水解，不抑制胰蛋白酶对酰胺、酯、血红蛋白和

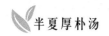

酪蛋白的水解，不能抑制胰凝乳蛋白酶、舒缓激肽释放酶、枯草蛋白酶和木瓜蛋白酶对各自底物的水解。

（六）抗癌作用

药理实验表明，掌叶半夏的稀醇或水浸出液对动物实验性肿瘤和 Hela 细胞都具有明显的抑制作用。从水溶部分得的胡芦巴碱，对小鼠肝癌（HCA）亦有明显抑制作用，并能明显促使癌细胞逐渐脱落而使癌体缩小或消失。临床药理观察，对宫颈癌有效，且局部清洁作用明显。

（七）降压作用

半夏浸膏对离体蛙心和兔心呈抑制作用，对犬、猫和兔有短暂降压作用，具有快速耐受性。煎剂对小鼠肾上腺皮质功能有轻度刺激作用。若持续给药，能引起功能抑制。

（八）凝血作用

半夏蛋白也是一种植物凝集素，它与兔红细胞有专一的血凝活力，除兔红细胞外，对羊、狗、猫、豚鼠、大鼠、小鼠和鸽的红细胞亦有凝集作用。但不凝集人、猴、猪和鸡、鸭、鹅、龟、蟾蜍、鳝的红细胞。半夏蛋白是目前已知的唯一只与甘露糖而不与葡萄糖结合的一种具有凝集素作用的蛋白质。除红细胞外，半夏蛋白亦凝集其他细胞，对小鼠脾细胞、人肝癌细胞、艾氏腹水癌和腹水型肝癌细胞均能被半夏蛋白凝集，但它不凝集大鼠附睾和猪大网膜脂肪细胞，虽然它能和这两种细胞结合。提示半夏蛋白的细胞凝集作用不仅具有动物种属专一性，而且存在细胞类别专一性。

（九）促细胞分裂作用

半夏蛋白的促细胞分裂作用亦有动物种属专一性，它促使兔外周血淋巴细胞转化，但不促使人外周血淋巴细胞分裂。

（十）炮制品的药理作用

清半夏水煎液 200% 浓度预防给药时，对氯化钡诱发的大鼠室性心律失常有明显的对抗作用；大剂量对电惊厥有轻微的对抗趋势。

（十一）药物毒性

生半夏有毒的记载最早见于《神农本草经》，后世医家也一致公认。有人进行了生半夏的动物实验，取生半夏 200g 粉碎，加水 400mL 煎 10 分钟成混悬液备用：萃取上述混悬液给 5 只家兔进行点眼刺激实验，结果 5 只家兔均有不同程度眼结膜水肿、水泡、眼睑轻度外翻；取上述混悬液，给 10 只家鸽每只服用 10mL，20 分钟后均有呕吐，解剖鸽嗉囊，可见黏膜有不同程度的出血；取上述混悬液，给 10 只小鼠每只服用 10mL，20 分钟后小鼠均有失音，解剖喉部有明显水肿和充血。人体实验发现，口中有强烈麻舌和刺激感觉，30 分钟后自感症状消失。古人将半夏毒性归纳为"戟人咽""生令人吐""熟令人下"的说法是非常正确的，所以当半夏入丸散时应经过严格炮制。

（十二）生半夏入汤剂实验

在传统汤剂中生半夏取代制半夏，不但能提高疗效，也省略了加工炮制的环节，更重要的是对合理用药的一大改革。《伤寒论》和《金匮要略》中用生半夏的共有 43 个方子，其中内服汤剂 37 个，广泛运用于外感病、杂病和妇科病中，发挥其燥湿化痰、下气降逆、和胃止呕、辛开泄痞等功用。张仲景也是重用生半夏的先师，其经方中生半夏用量约合 50g；用生半

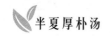半夏厚朴汤

夏与姜配伍共 30 方，有 12 个方子不与姜配伍，可见用姜主要是因症施治，取其协同作用，并非专用于解半夏之毒，这就为临床使用生半夏提供了依据。

二、厚朴

（一）对神经系统的作用

近年来的研究表明，厚朴对神经系统的作用显著，包括抗癫痫、抗抑郁、抗痴呆、抗脑缺血等作用，且其主要活性成分和厚朴酚易于通过血脑屏障，具有发展为广谱抗神经系统疾病药物的潜能。

1. 抗癫痫

厚朴酚可有效抑制戊四氮致敏大鼠的癫痫发作，通过脑电记录显示，其能延长癫痫发作的潜伏期，减少癫痫发作峰值的数量，降低癫痫发作的级别。其抗癫痫作用能被 GABAA/苯二氮卓受体拮抗剂氟马西尼逆转。Chen 等还进一步从癫痫小鼠海马切片的多电极阵列记录中发现，厚朴酚能减少自发性癫痫样放电，并显著降低梨状皮层、齿状回和海马区 CAI 中的癫痫发作诱导的 Fos 免疫反应性。

2. 抗抑郁

厚朴酚对慢性温和刺激抑郁模型小鼠有抗抑郁作用。实验表明，厚朴酚能促进抑郁模型小鼠的海马神经元再生，增加抑郁模型小鼠海马内脑源性神经营养因子的数目，显著增加抑郁模型小鼠的体重、增加抑郁模型小鼠开野实验的自发活动的水平穿格次数、提高其基础糖水偏好值、缩短抑郁模型小鼠悬尾和强迫游泳不动时间等。和厚朴酚还可增加强迫急慢性应激小

鼠模型脑5 - 羟色胺的含量，降低吲哚胺 2，3 - 双加氧酶 mR-NA 表达水平，减少其含量。实验表明，厚朴有抗抑郁作用。

3. 抗痴呆

陈爽发现和厚朴酚注射用冻干脂质体可明显增加血管性痴呆大鼠脑组织中多巴胺（DA）、去甲肾上腺素（NE），5 - 羟色胺（5 - HT），5 - 羟吲哚乙酸（5 - HIAA）的含量，减轻脑缺血对神经血管单元的损伤从而抑制氧化应激反应，增强脑组织中的抗氧化防御机制，进而显著改善其学习记忆及行为能力。

4. 抗脑缺血

刘晓岩等研究发现，口服和厚朴酚微乳可明显减小脑缺血再灌注损伤（I - R）大鼠和自发性高血压易卒中大鼠的神经行为学评分，使前者脑组织水含量降低，后者存活率显著增加。于妮娜等研究发现，静脉注射和厚朴酚可增加全脑缺血再灌注犬的脑血流量，并可能通过抗氧化、抑制脂质过氧化和抑制中性粒细胞浸润、抗炎等途径作用，此作用与治疗脑卒中相关。

（二）对心血管系统的作用

1. 降血压

梁向艳等用厚朴酚灌胃 3 周后，能使幼年自发性高血压大鼠的血压增高减缓。李娜研究发现和厚朴酚能激活小鼠 SIRT3 - KLF15 信号通路，降低其血液肌酐、尿肌酐、尿白蛋白和尿素氮水平，除了能降低高血压，还能明显改善肾脏功能，减轻高血压性肾损害。

2. 改善心功能

研究发现，和厚朴酚可能通过减少心肌炎大鼠心肌细胞内游离钙、减轻钙超载，改善心功能，并拮抗再灌早期出现的心

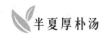

律失常。肖锦山等研究发现，厚朴酚能显著延长力竭运动小鼠的运动力竭时间、降低心脏重量指数、减小心肌细胞横径、降低心肌组织中肿瘤坏死因子（TNF）和白细胞介素 –（ILK）含量，并可能通过上调过氧化物酶体增殖物活化受体下调和F1cB 的表达来改善力竭运动引起的小鼠心肌肥大。

（三）对消化系统的作用

1. 抗腹泻

朱自平、曾红等研究发现厚朴醇提物有明显对抗番泻叶性小鼠腹泻的作用，厚朴酚与和厚朴酚对大黄致腹泻小鼠小肠炭末推进、番泻叶致小鼠腹泻均有明显的抑制效应。进一步研究发现，厚朴酚与和厚朴酚可通过控制钙激活的钾离子通道的开放和闭合、基因表达以及影响受体操控型钙离子通道等途径来抑制上皮细胞的钙离子转运过程，进而达到抗腹泻的效果。

2. 改善胃肠运动障碍

程弘夏等研究发现，厚朴和姜厚朴乙酸乙酯提取部位均能增强盐酸致小鼠胃肠动力功能，促进小肠推进率、降低溃疡率和增加血清胃泌素含量，其中厚朴药效次于姜厚朴。苗彬等研究发现，厚朴酚可以增加小鼠超氧化物歧化酶（SOD）活力，降低丙二醛水平，明显降低小肠组织一氧化氮水平，拮抗氧化应激和调控 Cajal 细胞，以改善脓毒症所致胃肠运动障碍。

3. 保肝

刘长海等研究发现，皮下注射高剂量（20.0mg/kg）和厚朴酚后，可明显减轻 CC1、诱导的小鼠肝纤维化程度，降低谷丙转氨酶、谷草转氨酶、碱性磷酸酶含量和血糖浓度，减少TNF、白细胞介素（ILK）、干扰素 –γ、mRNA 的表达。又有研究进一步表明，和厚朴酚能增加 SOD、过氧化氢酶（CAT）、谷胱甘肽过氧化物酶（GSH）和谷胱甘肽还原酶（GR）的表达，通过增强肝组织抗氧化能力来保护肝脏。

（四）对呼吸系统的作用

王林等研究发现，和厚朴酚可通过抑制 NF – KB，MMP 信号通路产生对 LPS 诱导的小鼠急性肺损伤的保护作用。而厚朴酚可通过降低 TNF – α、ILK 含量，降低肺系数、羟脯氨酸含量、肺泡炎症程度，改善肺组织病理状态，达到对脓毒症急性肺损伤大鼠的炎症回以及肺纤维化的治疗目的。

（五）对代谢系统的作用

1. 降血糖

陈雄等研究发现，厚朴酚对高血糖诱导的 1 型糖尿病小鼠，能增高小鼠血清肌酸激酶（CK）、肌酸激酶同工酶和乳酸脱氢酶（LDH）等心脏血清学指标，改善组织病理学损伤，缓解糖尿病引起的心肌组织炎症反应。王俊俊等进一步研究发现，厚朴酚能够上调肝转运体 oat2，oatp2bl 的 mRNA 表达水平，同时还能下调肾转运体 Bcrp，Mrp4 的 mRNA 表达水平，以达到抗糖尿病的效果。此外，Sun 等用厚朴乙酸乙酯提取物（（0.5g/kg）对糖尿病小鼠灌胃 4 周后，其空腹血糖水平显著降低。进一步研究发现，和厚朴酚也有降低 2 型糖尿病小鼠血糖的作用，且可能是通过抑制了蛋白质酪氨酸磷酸 1B 酶活力，激活了胰岛素信号通路。和厚朴酚还能显著增加前脂肪细胞分化过程中脂质的堆积，促进 3T3 – L1 前脂肪细胞向成熟脂肪细胞分化的作用明显减弱，这为治疗糖尿病发现了新的靶标。

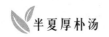

2. 降脂

解娜研究发现，厚朴酚呈浓度依赖性调节肝 X 受体的转录活性，并能够呈剂量依赖性的增加人单核细胞株 THP‑1 巨噬细胞中 LXR。下游 ABCAl 和 ABCG1 蛋白表达而达到降脂效应。

（六）抗肿瘤作用

王立文等研究发现，和厚朴酚可增强吉西他滨抑制胰腺癌细胞增殖和诱导凋亡的作用。此外，厚朴酚与和厚朴酚对肺癌细胞、鼻咽癌细胞、膀胱癌细胞、白血病细胞、胆囊癌细均有较好的体外抑制作用。

此外，叶酸修饰的和厚朴酚钠米粒具有对鼻咽癌细胞 HNE 的主动特异性靶向功能，通过致使 G1 期细胞周期阻滞，抑制肿瘤细胞增殖、肿瘤血管生成，并抑制肿瘤代谢来诱导人鼻咽癌细胞凋亡。

（七）抗氧化作用

范琪通过研究厚朴水提物、60% 乙醇提取物、80% 乙醇提取物、厚朴粗多糖、厚朴总生物碱、厚朴木脂素、厚朴酚、和厚朴酚等对超氧阴离子自由基、过氧化氢自由基、羟自由基三种自由基清除作用，得出厚朴三个层次抗氧化活性最大的分别是：80% 乙醇提取物、总生物碱、和厚朴酚。李清华等研究发现，厚朴不同极性溶剂索氏提取与超临界流体萃取相比较，抗氧化活性最强的是乙酸乙酯提取物。除此之外，厚朴多糖还具有较高的亚铁离子螯合力和铁离子还原抗氧力。

（八）抗炎作用

张昌猛研究发现，静脉注射和厚朴酚后，脊髓损伤后 Klf‑4 和各促炎基因均呈动态表达，且变化趋势一致；和厚朴酚可以显著下调脊髓损伤后 Klf－4 的表达，继而下调各促炎基因的表达，抗炎机制与 Klf－4 有关。脊髓损伤早期下调转录因子 Klf－4 可以有效减轻炎症反应，或许可以作为基因和药物的治疗靶点用于脊髓损伤后早期炎症反应的控制。

此外，黄云等研究发现，和厚朴酚对河豚毒素不敏感钠电流的抑制呈现浓度依赖性，和厚朴酚可抑制背根神经节细胞的河豚毒素敏感型钠电流，降低背根神经节细胞的兴奋性，从而达到治疗炎症性疼痛的作用。

（九）抗菌作用

研究证实，厚朴不同极性溶剂提取液均表现出对大肠杆菌、金黄色葡萄球菌、枯草杆菌、沙门菌一定的抑菌活性。

研究发现，厚朴中的主要活性成分厚朴酚与和厚朴酚有广谱的抗菌活性，对白色念珠菌、革兰氏阳性细菌和革兰氏阴性菌均有抑制作用，且多数与影响细菌细胞膜的通透性有关。

三、茯苓

（一）抗衰老作用

现代医学研究发现，不少中枢神经系统疾病与胞质内钙稳态失衡有密切关系（如老年痴呆、血管性痴呆），尤其是胞质内钙离子超载，可以导致细胞的结构和功能破坏。谷氨酸是兴奋性神经递质，但谷氨酸分泌过度，可以引起神经细胞结构改变，甚至引起神经细胞死亡。实验研究表明，$31 \sim 1000 \mu mol/L$ 的谷氨酸可刺激胞质内钙离子浓度的增大，细胞内钙离子的浓度也随着增大。茯苓水提液在 $31 \sim 250 mg/L$ 时，可诱导细胞内钙离子浓度升高 $9.9\% \sim 33.7\%$，随着给药浓度的增大而增强；

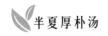

当浓度大于或等于500mg/L时，无明显升高胞质内钙离子浓度的作用。31～2000mg/L茯苓水提液对500μmol/L谷氨酸诱导细胞内钙离子浓度的升高有明显的作用。当茯苓水提液浓度大于500mg/L时，其抑制作用趋于平稳，保持较强水平，500μmol/L谷氨酸升高胞质内钙离子浓度的能力由76.2%降为23.2%，叠氮阴离子（N-3）对细胞有多方面的损伤作用，叠氮钠与培养细胞孵育可剂量依赖性地损伤细胞，64mmol/L孵育4小时时，细胞的线粒体还原MTT的能力为对照组的（60.73±5.13）%，微管结构模糊、紊乱。茯苓水提液10～20mg/L与细胞孵育24小时能明显抵抗叠氮钠引起的神经细胞线粒体MTT的能力下降，表明茯苓对神经细胞线粒体的功能及微管结构有重要作用。UVB照射豚鼠皮肤，可使豚鼠皮肤酪氨酸mRNA表达水平提高，与正常组比较有显著差异。豚鼠皮肤涂茯苓提液可使其酪氨酸mRNA表达水平降低，表明茯苓能在基因转录水平下调酪氨酸RNA表达，抑制酶蛋白的生物合成。2g/kg、4g/kg、8g/kg茯苓水提液给老年大鼠，各剂量组的羟脯氨酸含量均高于老年鼠空白组，而对红细胞及皮肤中SOD活性则影响不显著，表明茯苓水提液可能通过提高皮肤中羟脯氨酸的含量来延缓衰老。

（二）对免疫功能的影响

茯苓多糖具有增强免疫功能的作用。它有抗胸腺萎缩、抗脾脏增大和抑瘤生长的作用。既可增强细胞免疫，又可增强体液免疫。有研究表明，羧甲基茯苓多糖有免疫调节、保肝降酶、间接抗病毒、诱生和抗诱生白细胞调节素等多种生理活性，无不良毒副作用；茯苓多糖确有针对性地保护免疫器官、增加细胞免疫的功能，从而改善机体状况，增强抗感染能力；茯苓多糖在一定程度上加快造血机能的恢复，并可改善老年人免疫功能，增强体质，保护骨髓，减轻和预防化疗的毒副作用，达到扶正固本、健脾补中的作用。

茯苓素在体内可诱导小鼠腹腔巨噬细胞进入激活状态，激活的巨噬细胞体积增大，与外界接触面积增加，茯苓素诱导小鼠腹腔巨噬细胞在体外抗病毒作用增强。茯苓素对小鼠细胞免疫和体液免疫有很强的抑制作用，茯苓素在 5～80mg/L 浓度时对 PHA、LPS 和 ConA 诱导的淋巴细胞转化均有显著的抑制作用，对小鼠血清抗体及脾脏细胞抗体产生能力均有显著的抑制作用，且茯苓素达到一定剂量后其抑制作用不再加强。

三萜类化合物 1，12，15 及它们的衍生物对小鼠 T 淋巴细胞增殖影响的实验结果表明，三萜类化合物 1 的酯化衍生物和三萜类化合物 12 对小鼠 T 细胞具有促进增殖的作用，三萜化合物 12 的酯化衍生物和三萜化合物 1 为抑制增殖，三萜化合物 15 具有免疫调节的作用。茯苓多糖能使环磷酰胺所致的小鼠白细胞减少，但用药后回升速度加快，可能是茯苓多糖在一定程度上加快了造血机能的恢复。

吕苏成等报道，茯苓多糖 250mg/（kg·d^{-1}）时抑瘤作用最佳，超过此剂量时抑瘤作用反而减弱。茯苓多糖能增强小鼠巨噬细胞的吞噬功能（$P < 0.01$），增加酸性非特异脂酶（ANAE）阳性淋巴细胞数（$P < 0.01$），还能使脾脏抗体分泌细胞数明显增多（$P < 0.01$）。

林晓明等报道，茯苓 12g/kg 给小鼠灌胃 21 天，观察到茯苓能提高小鼠外周 T 淋巴细胞 α - ANAE 阳性淋巴细胞数（$P < 0.01$），增强脾淋巴细胞对 ConA 刺激的增殖反应（$P < 0.01$），提示在该实验条件下，茯苓能增强小鼠特异性细胞免疫能茯苓

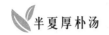

组脾脏空斑形成细胞数（PFC 数）及血清溶血素值均高于对照组，但差别无显著意义，提示在该实验条件下，茯苓对小鼠的特异性体液免疫作用不明显。茯苓能显著增强小鼠脾脏 IL－2 的活性（$P < 0.01$）。另外，茯苓还能增强小鼠肝脏 SOD 活性（$P < 0.01$），抑制 MDA 生成（$P < 0.05$），表明茯苓具有清除自由基作用，延缓衰老进程可作用。

（三）抗肿瘤作用

国产茯苓菌核提取的茯苓素（三萜类混合物）体外对小鼠白血病 L1210 细胞的 DNA 有明显的不可逆的抑制作用，抑制作用随着剂量的增大而增强；对艾氏腹水癌、肉瘤 S180 有显著的抑制作用，对小鼠 Lewis 肺癌的转移也有一定的抑制作用。茯苓多糖与茯苓有明显的抗肿瘤作用。一是直接细胞毒作用，真菌多糖能非特异地刺激网状内皮细胞和血液系统功能。二是通过增强机体免疫功能而抑制肿瘤生长，主要通过 4 个途径来激活机体抗肿瘤的作用：①依赖宿主的免疫系统激活机体对肿瘤免疫监视系统（特异性免疫和非特异性免疫），从而抑制肿瘤细胞的增殖和杀伤肿瘤细胞。②通过抑制肿瘤细胞 DNA、RNA 的合成而实现其对肿瘤细胞的直接杀伤作用。③升高肿瘤细胞膜上的唾液酸（SA）含量。④能增强肝脏 SOD 活性而清除氧自由基。

茯苓的抗癌作用大致有如下 6 个方面：①抗肿瘤作用，首先影响人体细胞的 DNA、RNA 及蛋白质生物合成作用，从而抑制细胞的生长繁殖，导致癌细胞死亡。②直接影响复制。③干扰 DNA 转录。④作用与翻译，影响细胞的繁殖。⑤影响纺锤丝。⑥影响生物膜。

茯苓多糖腹腔给药能抑制小鼠 S180 实体瘤的生长，能使环磷酰胺所致的大鼠白细胞减少回升速度加快，提高巨噬细胞对羊红细胞的吞噬功能。羧甲基茯苓多糖具有扶正固本的功能，是免疫激活剂。有报道，羧甲基茯苓多糖（CMP）对小鼠艾氏腹水癌细胞的 DNA 合成有抑制作用，而且抑制作用随剂量的增大而增加。潘氏用羧甲基茯苓多糖配合化疗，治疗胃癌及肝癌 30 例，能使患者食欲增强，症状改善，体质增强，副作用减少，同时对患者骨髓有一定的保护作用。茯苓素体外对小鼠白血病 L210 细胞的 DNA 合成有明显的不可逆的抑制作用，可显著抑 L1210C 的核苷转运，抑制 L1210DNA 合成的补偿途径的各个环节，对胸苷激酶有一定的抑制作用，且茯苓素对抗癌药有一定的增效作用。茯苓素在体内外有明显的增强巨噬细胞产生诱生肿瘤坏死因子。国产茯苓菌核分离的三萜茯苓酸、去氧土莫酸和猪苓酸 C 及其制备的衍生物甲酯、乙酯等对 K562（人慢性髓样白血病）肿瘤细胞的毒素作用明显，对肝癌细胞也具有细胞毒素的作用。茯苓（日本产）的部分三萜化合物的甲酯已作为癌预防剂；茯苓聚糖经过碘酸氧化、硼氢化钠还原、硫酸水解后得到的直链葡聚糖有抗肿瘤作用，对 S180 抑制率高达 96% 左右。

（四）利水消肿作用

中药的利尿作用与体液的利尿激素样的调节机制与肾的生理作用关系密切。茯苓素是利水消肿的主要成分，茯苓素能激活细胞膜上的 Na－K－ATP 酶，而 ATP 与利尿有关。茯苓素作为茯苓的主要活性成分，体外可竞争醛固酮受体，体内逆转醛固酮效应，不影响醛固酮的合成。这些都说明茯苓素是新的醛

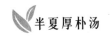

固酮受体拮抗剂，有利于尿液排出，恢复肾功能，消除蛋白质。康爱秋等报道重用茯苓治疗 55 例心源性水肿，有明显的利尿作用，在 100g/d 剂量时作用最强。

（五）对消化系统的作用

茯苓对四氯化碳所致大鼠肝损伤有明显的保护作用，使谷丙转氨酶活性明显降低，防止肝细胞坏死。采用四氯化碳、高脂低蛋白膳食、饮酒等复合病因刺激复制肝硬化动物模型，在肝硬化形成后，经茯苓醇治疗 3 周，结果表明对照组动物仍有肝硬化，而给药组动物肝硬化明显减轻，肝内胶原蛋白含量低于对照组，而尿羟脯氨酸排出量高于对照组，表明药物可以使动物肝脏胶原蛋白降解，使肝内纤维组织重吸收。实验表明，在逍遥散各药中，以当归、茯苓抗肝细胞坏死的效果最为显著。诸药中唯独茯苓有使肿胀的肝细胞明显减退的功能，使肝脏的重量明显增加，加速肝细胞再生，达到保肝降酶的作用。羧甲基茯苓多糖对肝硬化、慢性迁延性肝炎有较好的疗效，90% 的患者服用后肝功能得到改善，对急性黄疸性肝炎近期治愈率在 30% 以上，能提高血清补体 C3 及 IgA 的含量，降低 IgG 及 IgM 的含量。茯苓浸液对家兔离体肠肌有直接松弛作用，使肠肌收缩振幅减少，张力下降，对大白鼠实验性溃疡有防治作用，并能减低胃酸分泌，临床上常用于脾胃虚弱、消化不良、食少便溏者。实验证明，茯苓三萜及其衍生物可抑制蛙口服硫酸铜引起的呕吐，茯苓三萜化合物使胰岛素的分化诱导活性增强，三萜化合物本身也有分化诱导活性。

（六）预防结石的作用

实验证实，茯苓多糖能有效抑制大鼠肾内草酸钙结晶的形成和沉积，具有较好的防石作用。尿液中主要抑制结石形成的物质是酸性黏多糖。但茯苓多糖的防石作用机制是否与酸性黏多糖一致，有待于进一步研究证实。给雄性大鼠喂成石药乙二醇的同时，分别给茯苓、消石素、五淋化石丹等。结果表明，给药组的肾内草酸钙结晶面积均显著小于成石对照组，而茯苓组的治疗效果更为显著。

（七）抗排斥反应的作用

建立大鼠异位心脏模型，观察茯苓提取物及环胞素 A（CsA）对心脏移植急性排斥反应的抑制作用。结果，接受茯苓提取物的大鼠，移植心脏存活时间明显延长，病理损害程度减轻，外周血 IL-2 及 IFN-γ 的含量及 CD3+、CD4+、CD8+ 细胞百分比和 D4+/CD8+ 的比值降低，与对照组 CsA 的结果相当。表明茯苓提取物对大鼠异位心脏移植急性排斥反应有明显的抑制作用。

（八）抗菌、抗炎、抗病毒的作用

100% 茯苓浸出液滤纸片对金黄色葡萄球菌、白色葡萄球菌、绿脓杆菌、炭疽杆菌、大肠杆菌、甲型链球菌、乙型链球菌均有抑制作用。茯苓提取物对二甲苯棉球所致大鼠皮下肉芽肿形成有抑制作用。同时也能抑制其所致小鼠耳肿。日本学者从茯苓（日本产）的甲醇提取液中分离的三萜化合物 1，2，6，12 和 23，其可以抑制 TPA（12-氧-14-酰佛波醇-13-乙酸）引起的鼠耳肿。另据报道，茯苓三萜类化合物 13，5，11，13，15，16，17，2，4，26，27，28，31 等和茯苓提取物对 TPA（12-氧-14-酰佛波醇-13-乙酸）引起的雌鼠炎症有抑制作用；三萜类化合物 1 和 12 作为蛇毒液的磷脂酶 A2

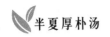

（PLA2）的抑制剂，使其成为天然的潜在抗炎剂。羧甲基茯苓多糖钠注射液体外抗单纯疱疹病毒Ⅰ型（HSV－Ⅰ）及因感染HSV－Ⅰ而引起的猪肾传代细胞病毒的实验表明，在感染 10～100TCID50 病毒情况下，2.0g/L 的 CMP 钠对 HSV－Ⅰ致猪肾传代细胞的细胞病变具有抑制作用。表明 CMP 在体外有抗 HSV－Ⅰ的作用。

（九）增白作用

酪氨酸酶为黑色素生成过程的关键酶，控制其活力即可控制黑色素的生成量。尚靖等发现白茯苓对酪氨酸酶有显著的抑制作用，且为竞争性抑制。通过抑制酪氨酸酶活性来减少黑色素生成量，可能是增白中药的作用机制之一。

（十）减轻卡那霉素中毒性耳损害

侯建平等报道了茯苓对豚鼠卡那霉素耳中毒的影响。实验结果显示，对照组 2kHz 耳郭反射阈（PR）升高了（23.4±3.5）dB，而茯苓组 2kHz 耳郭反射阈仅上升（16.2±3.1）dB（$P < 0.05$）。对照组 80dB 短声诱发的微音器电位和听神经动作电位为（336.2±35.1）μV 和（454.2±35.6）μV，而茯苓组为（464.2±35.5）μV 和（575.4±46.3）μV（$P < 0.05$）。耳蜗铺片显示，单用卡那霉素动物外毛细胞损伤较严重，耳蜗底回外毛细胞缺失率为 57.5%，而茯苓组动物耳蜗底回外毛细胞缺失率为 39.6%（$P < 0.05$）。结果表明，茯苓可减轻卡那霉素中毒性耳损害。

（十一）抗迟发性超敏反应

以 2，4－二硝基氟苯所致小鼠变应性接触性皮炎（ACD）为迟发性超敏反应（DHR）的实验模型，以茯苓的高、中、低剂量于致敏期及诱发期给药，观察耳肿胀、耳部组织块重量。结果显示，茯苓能明显抑制 ACD，且呈现一定的量效关系。

（十二）抑制 MMC 诱导的精子畸变

刘冰等报道用茯苓各剂量组（2.5g/kg、5g/kg、10g/kg）诱发的精子畸形率与阴性对照组相比，未见增高；对 MMC 引起的精子畸形均有明显抑制作用（与阳性对照组相比，$P < 0.01$）。

（十三）其他作用

茯苓煎剂腹腔注射，能明显降低小鼠自发活动，并能对抗咖啡因所致的小鼠兴奋过度的作用。刘儒林等报道，灌服茯苓煎剂以后，小鼠对毒毛花苷的敏感性增加，对照组毒毛花苷致死量为（16.20 ± 2.32）μg/g 体重，茯苓组为（12.47 ± 2.31）μg/g 体重（$P < 0.05$）。心肌组织 K^+ 含量测定显示，茯苓增加正常心肌的 K^+ 含量，空白对照组干燥心肌 K^+ 含量为（5.36 ± 2.11）ppm/mg，而茯苓组为（6.95 ± 1.98）ppm/mg（$P < 0.05$），提示茯苓可能对细胞内 K^+ 含量有调控作用，其机制可能是通过增加 $Na^+ - K^+ - ATP$ 酶活性而实现的。吕志连等以腹膜孔平均孔径、开放密度为指标，研究了茯苓、茯苓皮对健康小鼠腹膜孔的调控作用，结果表明，茯苓、茯苓皮对调控作用不明显。

茯苓三萜及其衍生物抑制蛙口服五水硫酸铜引起的呕吐。实验证明，侧链上的 C24 位具有末端双键基团的三萜显示对蛙有止吐作用。

茯苓素与小鼠腹腔细胞膜蛋白与牛血清蛋白的结合作用功能表明，茯苓素能与血清蛋白及细胞膜蛋白不可逆结合，可改

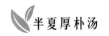

变膜酶的活性，影响膜蛋白功能，如核苷转运，前者浓度高时可使细胞破坏。血清蛋白可与茯苓素竞争性地结合，从而削弱其与细胞膜蛋白的结合。

单味中药茯苓治疗慢性精神分裂症，每人 60g/d，水煎服，连续服用 1 个月后采血，测定免疫球蛋白的 IgA 及血清铜蓝蛋白的含量（慢性精神分裂症的患者血清铜蓝蛋白的活性高于正常人）。再继续服药，待 3 个月后，用同样的方法再采血、测定、比较。治疗前后对照表明，慢性精神分裂症的患者血清铜蓝蛋白和免疫球蛋白有明显下降，临床症状明显缓解，其总有效率为 56.60%。其中主要成分茯苓多糖具有明显增强机体免疫的作用。

第七章　加减传世方简编

第一节　刘渡舟教授运用半夏厚朴汤心悟

半夏厚朴汤主治妇女"咽中如有炙脔"，吐之不出，咽之不下，堵塞憋闷，难以忍受，又称为"梅核气"。本方解郁化痰、理气开结，确为治疗梅核气的良方。应用时可辨证加用桂枝，有下气降逆散结的作用。根据《神农本草经》的记载，桂枝有三气之功，一能补中益气；二能降逆下气；三能散结行气。具体地说，桂枝甘草汤、炙甘草汤中桂枝能温补心气；桂枝汤、小建中汤中桂枝能和脾胃以建中气；而桂枝加桂汤、苓桂术甘汤等方中桂枝又能降逆下气平冲；而桃核承气汤中桂枝则能散结行气以治蓄血。临床实践证明，用半夏厚朴汤治疗痰气交郁的梅核气，如不能取效时，加上桂枝，取其散结气、降逆气之功，每每能收到良好的效果。

第二节　胡希恕教授运用半夏厚朴汤心悟

半夏厚朴汤原在《金匮要略·妇人杂病》中治疗"妇人咽中有炙脔"症。胡老认为，本方是小半夏加茯苓汤更加厚朴、紫苏叶而成。用于痰饮气结所致的胸满、咽堵、咳逆，为温化痰饮、降逆理气之方。此患者是痰饮引起的咳嗽，故服之方药

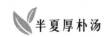

对证，很快见效。方中紫苏叶，胡老常用紫苏子。如表证明显者可同时加紫苏叶，或据证合用桂枝汤或麻黄汤；如热象明显者，可加生石膏；如久咳寒饮明显而表证不明显者，可用苓甘五味姜辛夏汤。

第三节　何任教授运用半夏厚朴汤心悟

半夏厚朴汤以半夏化痰散结，降逆下气；厚朴行气开郁，通利痰滞；茯苓健脾渗湿，清痰之源；生姜辛散化痰，和胃降逆；紫苏行气宽胸，宣散郁结。五药配伍，君臣佐使井然有序，具有行滞气、开郁结、化痰凝之功效。全方功善解郁散结、化痰降逆，其临床应用不但可治包括慢性咽喉炎、瘿症在内的"梅核气"等无形的气郁痰凝之症，而且亦能疗甲状腺囊肿、甲状腺腺瘤、颈前血管瘤、颈淋巴结肿，以及食管肿瘤等有形的气郁痰聚之疾。只要辨证用之，随症加减，多能获良效。正如陈元犀《金匮方歌括》谓"……散其郁气，郁散气行，而凝结焉有不化哉？"

第四节　黄煌教授运用半夏厚朴汤心悟

半夏厚朴汤由半夏、厚朴、茯苓、紫苏、生姜等药组成，具有行气解郁、降逆化痰之功，仲景用本方治疗气郁痰凝之"妇人咽中如有炙脔"的病证。黄教授运用本方指征有二：①咽喉不利，包括咽喉部异物感、咽痛、失音等；②恶心呕吐，胸闷腹胀；③眩悸，眩即眩晕，如坐舟中；悸指跳动，如心悸、脐下悸、肌肉跳动等。黄教授对食管炎、支气管炎、哮喘、更年期综合征、小儿厌食症、帕金森病等具有上述指征的患者，运用本方加减治疗，均取得了令人满意的疗效。黄教授临证还发现，患者服用本方后，常易出现心烦不安、胸闷、寐差早醒、多梦易惊、咽红痛或暗等烦躁证，应加栀子、连翘、黄芩、甘草清心除烦，疗效卓著，称此加味方为"除烦汤。"并使本方在运用上突破了"治疗梅核气专方"这一陈规，扩大了本方的临床适用范围。

第五节　仲高明教授运用半夏厚朴汤心悟

根据中医学"异病同治""有其症则用其方"的观点，以该方为核心方，化裁后试用于治疗多种内科、咽喉科病证。

1. 急性气管 – 支气管炎

若症见咳嗽、咳痰清稀、咽痒、肢体酸楚、恶寒无汗者，证属风寒犯肺；半夏厚朴汤重用紫苏叶、生姜散寒解表，宣肺止咳；组方：半夏15g，厚朴15g，茯苓15g，紫苏叶30g，生姜30g。若鼻塞、咳嗽、气紧者，加用三拗汤。此外本方尚可用治普通感冒证属风寒而兼见咳嗽、咳痰或呕恶者。

2. 慢性支气管炎

若症见咳嗽、咳痰量多、痰白而稀，尤以晨起为甚，伴胸闷、脘痞、食少、呕恶、体倦、便溏者。属中医"肺咳、久咳"范畴，证属痰湿蕴肺，半夏厚朴汤重用半夏、茯苓燥湿化痰，组方：法半夏20~30g，厚朴20g，茯苓50g，紫苏梗20g，生姜15g（亦可加陈皮20g，苍术15g）。寒痰怕冷者，加细辛6g，易生姜为干姜。

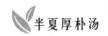

3. 急慢性胃炎、胃十二指肠溃疡

若症见突然呕吐，胃痛暴作伴恶寒、发热、头身疼痛者，属中医"胃瘅"外邪犯胃证，半夏厚朴汤重用半夏、生姜和中止呕，可加苍术芳香助紫苏叶、生姜解表和中；组方：法半夏30g，厚朴 15g，茯苓 20g，紫苏叶 30g，生姜 20g，苍术 15g。胃脘部冷痛者，加良附丸。

症见呕吐酸腐，胃脘胀满痛，吐食或矢气后痛减，大便臭秽或溏薄，属中医"胃瘅"饮食积滞证，半夏厚朴汤重用半夏、茯苓和胃化湿，加焦三仙消积化滞；组方：半夏 30g，厚朴 20g，茯苓 309，紫苏 20g，生姜 10g，焦山楂 20g，炒麦芽20g，炒建曲 20g。若脘腹气多，胀甚者厚朴、紫苏梗均可加至30g，并加用砂仁或白蔻行气和中。

症见胃脘部疼痛及呕吐或泛吐清水，反复发作，时作时止，神疲乏力、食少，便溏者，属中医"胃脘痛"范畴，证属脾胃虚寒，治用半夏厚朴汤，易生姜为干姜，重用茯苓健脾除湿，加党参、白术健脾益气；组方：法半夏 20g，姜厚朴 20g，茯苓30g，干姜 15g。紫苏 15g，党参 30g，炒白术 15g。痛甚者，加芍药甘草汤缓急止痛。中寒甚，加丁香、吴茱萸理气温中。

症见呕吐吞酸，嗳气频繁，胃脘胀闷，攻撑作痛，症状随情志因素而增减者，属"胃胀"（或"胃疡"，以胃镜检查为准）肝气犯胃证，半夏厚朴汤重用紫苏梗、厚朴加柴胡、白芍、广木香理气疏肝解郁；组方：半夏 20g，厚朴 30g，紫苏梗、茯苓各 30g，生姜 10g，柴胡 10g，白芍 30g，广木香 6g。胃痛甚，加延胡索 20g；有肝胃郁热征象者，去生姜加左金丸；吐酸甚者，加海螵蛸 60g。

4. 幽门痉挛、幽门梗阻、十二指肠塞积。

症见食后脘腹胀满，朝食暮吐，暮食朝吐，吐后稍舒适，神疲乏力，面色少华者，属"胃反"中焦虚寒证，半夏厚朴汤易生姜为干姜，或干、生姜并用，加重半夏、茯苓用量以降逆和中，加人参、白术以助茯苓健脾益气之功；组方：半夏 20g，厚朴 20g，茯苓 15g，紫苏 30g，干姜 20g，生姜 15g，人参 10g，白术 15g。中寒甚者，加丁香、白豆蔻。

症见常感脘腹胀满，食后尤甚，朝食暮吐，暮食朝吐，吐出宿食伴痰涎，或眩晕、心悸者，属"胃反"痰浊阻胃症，半夏厚朴汤重用茯苓、半夏；组方：半夏 30~40g，茯苓 30g，厚朴 15g，紫苏梗 15g。痰郁化热者，加黄连、竹茹；寒痰甚，加细辛、干姜。

5. 胃神经官能症之失眠

属中医"不寐"胃气不和证，效"半夏秫米汤"法，重用半夏 30~40g，易茯苓为茯神以宁心神，加山楂、神曲、莱菔子消积导滞，若食积酿痰致痰热内扰者，用半夏厚朴汤加栀子、黄连清热宁心安神。

6. 慢性咽喉炎

临证主张豁痰利气以促肺之宣发，在临床中多次使用半夏厚朴汤原方，且各药用量均为 30g，未予滋阴清热，咽干之症亦能消除。

7. 癔症性躯体障碍

表现为喉部梗阻感，异物感，属中医"梅核气"，气郁痰凝证者亦可用之，唯各药用量宜大，方能收到良效。此外癔症性失喑，若属中医"喉喑"之肺气郁结证，用半夏厚朴汤加木

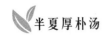

蝴蝶 10g，亦能收效。妇人"脏躁"属气郁痰凝证者，更当效仲景半夏厚朴汤法。

8. 乳腺囊性增生症

若症见情志不畅之后出现乳房胀痛不适或乳房出现结节，伴心烦易怒，失眠多梦，情绪急躁或抑郁，胁肋胀痛者，证属肝郁痰凝，用半夏厚朴汤化痰解郁散结颇为贴切，但临床运用时需加归、芍、香附、天冬，方更为有效，且治疗时间应达3～6个月。

此外，关于半夏的用量问题：仲景在《伤寒论》中泻心汤、大柴胡汤、小柴胡汤、小陷胸汤、竹叶石膏汤等10方和《金匮要略》之小青龙汤、瓜蒌薤白半夏汤等11方中均使用半夏"半升"；而麦门冬汤、小半夏汤及小半夏加茯苓汤、半夏厚朴汤中，半夏用量过"一升'；甚至专治"胃反呕吐"的大半夏汤中半夏用量达"二升"。东汉时的一升相当于现代米制的198.1mL，对大颗粒的半夏而言，一升也相当于18～30g，且仲景时代的"半夏"均为生用，以"水洗"即可，并未出现不良反应，况现在使用之半夏多为制半夏（法半夏），处方中半夏用量均在30g左右（因病情及体质而定），屡屡验之于临床，均未出现明显不良反应。余试用半夏秫米汤治胆囊炎、胃炎并发之顽固性失眠，半夏用量达40～60g，无不良反应且收效甚佳，故本文在治疗呕吐等症时亦效仲景"大半夏汤""小半夏加茯苓汤"法，重用了半夏而奏效。

关于推广运用的疗效：半夏厚朴汤，药仅五味，却面及多方，半夏燥湿化痰，降逆止呕，消痰散结；厚朴能行气，燥湿，消积平喘；紫苏能发表散寒，行气宽中（紫苏梗宽中利气）：茯苓能利水渗湿，健脾，安神；生姜能发汗解表，温中止呕，温肺止咳（若用干姜则温中、回阳、温肺化饮）。故药味虽少，功效全面，兼顾了表、里、痰、气诸方。现代药理研究也早已肯定了中医学对各药功效的认识。其原方有如《丹溪心法》之越鞠丸法，针对不同病症之病情及病邪偏甚改变各药用量，或略作加减，一个新的法、新的方就跃然眼前，这样就能有的放矢，收到药少力专之效。本方除能治疗上述病证外，尚可用于一切心因性疾病（身心病）兼见呕吐、咽部异物感，辨证属气郁或痰凝者，需要说明的是在治疗乳癖、脏躁、梅核气、情志类病证等病证时，有针对性的心理开导是不可或缺的，医者需有一定的耐心和同情心，要善于与病人进行心理沟通，才能取得好的疗效。

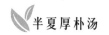

参考文献

［1］张家礼．金匮要略［M］．北京：中国中医药出版社，2004.

［2］张建逵．茯苓类药材的本草考证［J］．时珍国医国药，2014，25（5）：1181－1182.

［3］林盛进．经方直解［M］．2版．北京：中国中医药出版社，2016.

［4］刘忠文．从半夏厚朴汤治疗梅核气讨论其运用扩展［J］．中国中医基础医学，2015，21（2）：192－194.

［5］马家驹，谷晓红．半夏厚朴汤化饮降逆治咳探讨［J］．中华中医药，2012，27（2）：1081－1091.

［6］宫庆东，张沁园，王洪海．大黄黄连泻心汤历史源流及古今应用［J］．山东中医药大学学报，2014，38（1）：5－7.

［7］骆欢欢，李海霞，周福生，等．以半夏泻心汤为例从归经理论探讨仲景方的现代应用［J］．天津中医药，2013，30（3）：153－154.

［8］林再政，张伟．生姜泻心汤的临床应用［J］．安徽中医临床，2003，15（4）：333－334.

［9］王程燕，陈赐慧，邢凤玲，等．甘草泻心汤方证浅析［J］．浙江中医药大学学报，2015，39（11）：801－804.

［10］姜璇，袁红霞，丁沛．从"脾胃气机"角度浅探旋覆代赭汤治疗反流性食管炎作用机理［J］．辽宁中医，2013，

40（12）：2460－2462.

［11］李和平，王进忠．加味白头翁汤直肠滴注治疗慢性非特异性溃疡性结肠炎 38 例［J］．河北中医．2006，28（5）：364－365.

［12］孟宪成．加减白头翁汤治愈滴虫性泄痢一例［J］．内蒙古中医药，1986（1）：39.

［13］何梅英，贾秀平．白头翁治疗阿米巴痢疾 30 例疗效分析［J］．首都医药，2013，20（16）：59.

［14］广东省人民医院婴儿室．复方白头翁汤治疗新生儿黄疸 100 例疗效观察［J］．广东医药资料，1977（7）：36－37.

［15］岑小龙．变通白头翁汤加减治疗肠道易激综合征 80 例临床观察［J］．四川中医，2012，30（7）：91.

［16］陈潮祖．中医治疗与方剂［M］．4 版，北京：人民卫生出版社，2005.

［17］陕西省军区医院．白头翁治愈外伤绿脓杆菌感染一例［J］．天津医药，1977（12）：615.

［18］韩向阳．中药甘遂注射液妊娠中期引产效果的观察［J］．哈尔滨医科大学学报，1979，13（4）：21－29.

［19］张宏伟，王君．四逆散加味治小儿厌食症 64 例［J］．国医论坛，1996，11（5）：16.

［20］隋明君，奕光法．加味四逆散治疗椎动脉型颈椎病 32 例疗效观察［J］．实用中西医结合杂志，1998，11（8）：714－715.

［21］周爱根，章春娣．四逆散加味治疗消化性溃疡 70 例疗效观察［J］．浙江中医学院学报，1997，21（2）：53.

［22］冯桂梅，张玉莲．四逆散加味治疗胃黏膜异型增生 20 例

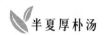
［J］．长春中医学院学报，1998，14（2）：15.

［23］刁喜风，迟竹云．四逆散加味治疗肝脾曲结肠综合征 28 例［J］．河南中医药学刊，1999，14（4）：42.

［24］张天录，刘改莲，吴斌．加味四逆散治疗脂肪肝 17 例疗效观察［J］．内蒙古中医药，1996，15（2）：7.

［25］王爱坚．四逆散为主治疗肝硬化腹水 32 例［J］．山西中医，1999（2）：34.

［26］王如高，陈二军．补母实子法治疗难治性早搏 32 例［J］．山西中医，1997，13（3）：55.

［27］隋登明．四逆散在心血管疾病中的应用举隅［J］．实用中医药杂志，1999，15（10）：40.

［28］杨晓晖．吕仁和教授运用四逆散治疗肾系疾病撮要［J］．辽宁中医杂志，1996，23（9）：387.

［29］赵德平．四逆散加味治疗阑尾炎 28 例［J］．安徽中医临床杂志，1996，8（5）：225.

［30］陈伯伦，孟磊四逆散加味治疗胆囊息肉 59 例［J］．河南中医，1999，19（2）：14.

［31］张秀云．牡丹皮本草学考证［J］．安徽农业科学，2013，41（3）：1052 - 1053.

［32］李仲全．桂枝茯苓丸新用［J］．实用中医内科杂志，2006（4）：406.

［33］张敏，高晓红，孙晓萌，等．茯苓的药理作用及研究进展［J］．北华大学学报，2008，9（1）：64 - 66.

［34］马玉兰，刘兴美．加味当归补血汤治疗崩漏 30 例［J］．光明中医，1996（3）：44 - 45.

［35］王吉耀，廖二元，黄从新，等．内科学［M］．北京：人

民卫生出版社，2013：25－27.

[36] 李学佩. 耳鼻咽喉科学 ［M］. 北京：北京大学医学出版社，2003：102－104.

[37] 侯钦丰，董晓红，董致昌. 大陷胸汤加味治疗肩周炎［J］. 中国医药学报，1995（3）：60.

[38] 蔡絜如. 栀子豉汤治疗轻度忧郁症之探讨与临床观察［D］. 北京中医药大学，2013.

[39] 上海第一医院，上海精神病防治院，南京神经精神病防治院. 临床精神医学 ［M］. 长沙：湖南科学技术出版社，1984.

[40] 林举达. 焦虑症病因及发病机制初探 ［J］. 医学与哲学，1997，18（9）：498－499.

[41] 尤劲松，胡随瑜，张宏耕. 广泛性焦虑障碍与5－羟色胺转运体基因多态性的相关研究 ［J］. 中华精神科杂志，2003，36（3）：132－134.

[42] 郭克锋，关菊香，白宪光. 心理疾病的家庭治疗与心理康复 ［J］. 中国临床康复，2002，6（3）：340－341.

[43] 杨琍舒. 黄煌应用半夏厚朴汤临床经验的整理与研究［D］. 南京中医药大学，2016.

[44] 张苗海. 半夏厚朴汤治疗睡眠呼吸暂停综合征 ［J］. 国外医学（中医中药分册），2002，24（4）：220－221

[45] 李恒. 半夏厚朴汤治疗咳嗽的临床体会 ［J］. 中国医学创新，2012，9（27）：25－26.

[46] 赵丽芸. 加味半夏厚朴汤治疗胃食管反流性咳嗽38例临床观察 ［J］. 中医药导报，2011，17（6）：27－29.

[47] 张立山，弓雪峰. 半夏厚朴汤治疗小儿咳嗽探析 ［J］.

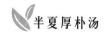
环球中医药，2017，10（7）：723－724.

［48］金仕洪，徐超，罗莉. 半夏厚朴汤加减方治疗慢性胃炎 167 例［J］. 四川中医，2010，28（5）：85－86.

［49］王文鸽，刘四清. 半夏厚朴汤治疗肝病验案 3 则［J］. 河北中医，2008，30（2）：161－162.

［50］王光富，郑建本. 四逆散合半夏厚朴汤治疗功能性消化不良 90 例观察［J］. 实用中医药杂志. 2005，21（6）：338－339.

［51］陈少鹏，赵凯，郑扬. 半夏厚朴汤加减治疗腰椎手术后胃肠功能紊乱 46 例临床观察［J］. 甘肃中医学院学报，2014，31（4）：41－42.

［52］豆松，刘冬梅. 刘冬梅治疗霉菌性食管炎经验［J］. 湖南中医杂志，2016，32（1）：17－18.

［53］彭伟，滕晶，王琪珺. 齐向华运用半夏厚朴汤治疗思虑过度状态失眠症经验［J］. 山东中医杂志，2013，32（7）：498－499.

［54］徐品. 半夏厚朴汤加味治疗幻嗅症 1 例［J］. 中医药导报，2016，22（17）：106.

［55］刘鲜妮，张瑞水，蔺晓玲. 半夏厚朴汤治疗分泌性中耳炎的临床观察［J］. 陕西中医，2016，37（5）：598－599.

［56］刘丽明. 半夏厚朴汤治疗更年期综合征的应用体会［J］. 中国实用医药，2010，5（25）：152－153.

［57］温柱荣. 半夏厚朴汤治疗杂病探微［J］. 中华中医药杂志，2014，29（4）：1143－1145.

［58］王耀立，魏军平. 魏军平治疗甲状腺功能减退症经验［J］. 中国中医基础医学杂志，2016，22：869－871.

［59］曹艺．半夏厚朴汤功效主治新探［J］．国医论坛，2014，11（29）：3－5.

［60］李素云，李亚，李建生，等．急性上呼吸道感染中医证候及其临床特征的文献研究［J］．中医研究，2010，3（23）：71－74.

［61］林端阳．半夏厚朴汤治疗上呼吸道感染后咳嗽的临床疗效观察［J］．大家健康，2013，10（7）.

［62］郭欢．半夏厚朴汤加减治疗卒中相关性肺炎的临床观察［J］．中国中医急症，2016，7（25）：1447－1450.

［63］郭恒岳．半夏厚朴汤对伴有脑血管障碍的吸入性肺炎的预防作用［J］．国外医学中医中药分册，2004，26（6）：343－345.

［64］杨树文．半夏厚朴汤加减治疗治疗支气管哮喘80例临床观察［J］．内蒙古中医药，2015，1：15－16.

［65］张铧，徐祉君，陈瑞萍，等．舒利迭吸入剂联合半夏厚朴汤治疗支气管哮喘32例疗效观察［J］．中医药临床杂志，2018，30（1）：111－114.

［66］骆仙芳，王会仍，蔡映云．试述睡眠呼吸暂停综合征的辨证与治疗［J］．浙江中医杂志，2003，11（7）：491.

［67］王琦．中医体质学巨［M］．北京：人民卫生出版社，2005.

［68］苏婷，付义，张爱华．阻塞性睡眠呼吸暂停低通气综合征的中医研究概况［J］．国医论坛，2016，7（31）：66－69.

［69］张元兵，徐超，刘良倚．半夏厚朴汤治疗阻塞型睡眠呼吸暂停低通气综合征相关性慢性咳嗽初探［J］．中华中

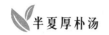

医药杂志，2017，10（32）：4522 - 4225.

[70] 张元兵，王朋华. 洪广祥教授辨治慢性咳嗽经验探要 [J]. 中华中医药杂志，2014，29（11）：3446 - 3448.

[71] 江丽平. 半夏厚朴汤联合孟鲁司特治疗咳嗽变异性哮喘疗效观察 [J]. 山东中医药大学学报，2011，35（6）：503 - 504.

[72] 王海玲. 中西医结合治疗咳嗽变异性哮喘疗效观察 [J]. 中国民族民间医药. 2018，27（5）：116 - 118.

[73] 中华医学会呼吸病学分会哮喘学组中华医学会全科医学分会中国支气管哮喘防治指南（基层版）[J]. 中华结核和呼吸杂志，2013，36（5）：331 - 336.

[74] 程娜娜，侯宇辉. 半夏厚朴汤治疗咳嗽变异性哮喘的临床研究 [J]. 中医临床研究，2016，8（23）：40 - 42.

[75] 陈建新. 加味半夏厚朴汤治疗咳嗽变异性哮喘的临床研究 [J]. 中医临床研究，2018，10（02）：30 - 32.

[76] 于得海. 加味救割全生汤合半夏厚朴汤治疗咳嗽变异性哮喘临床观察 [J]. 临床医药文献杂志，2017，4（85）：16773 - 16778.

[77] 王帅，王新华. 浅谈对半夏厚朴汤的认识及临床应用体会 [J]. 黑龙江中医药，2015，44（3）：31.

[78] 于晓利. 加味玄麦甘桔汤治疗咳嗽变异性哮喘的临床疗效分析 [J]. 中国医药指南，2016，14（18）：204.

[79] 于海艳，金东明. 金东明教授治疗顽固性吐酸伴心区憋闷验案 [J]. 四川中医，2012，30（10）：116 - 118.

[80] 杨辉，谈宇文. 半夏厚朴汤临证新用 [J]. 吉林中医药，2001（5）：59.

［81］张延书．半夏厚朴汤治慢性浅表性胃炎［J］．四川中医，1989，5.

［82］金仕洪，徐超，罗莉．半夏厚朴汤加减方治疗慢性胃炎167例［J］．四川中医，2010，28（5）：85-88.

［83］王瑞丽．半夏厚朴汤临证举隅［J］．实用中医药杂志，2011，25（4）：104-105.

［84］方药中．实用中医内科学［M］．上海：上海科学技术出版社，1985.

［85］周午平．论患胃缓者未必有胃下［J］．浙江中医杂志，1997，32（6）：269.

［86］张朝灵．浅淡胃下垂的中医病名及病机［J］．实用中医药杂志，2001，17（8）：45.

［87］陈无择．三因极一病证方论［M］．北京：人民卫生出版社，1957.

［88］李杲．兰室秘藏［M］．北京：人民卫生出版社，1957.

［89］朱震亨．丹溪心法［M］．沈阳：辽宁科学技术出版社，1997.

［90］张介宾．景岳全书［M］．北京：人民卫生出版社，1991.

［91］黄穗平．梁乃津．治疗食管贲门失弛缓症的经验［J］．新中医，1996，28（2）：12。

［92］金国梁．金国梁辨治疑难杂症举隅［J］．浙江中西医结合杂志，2010，20（4）：218-220.

［93］王瑞丽．半夏厚朴汤临证举隅［J］．实用中医内科杂志，2011，25（4）：104-106.

［94］冯志鹏，田英军，兰新昌．从瘀论治甲状腺机能减退症

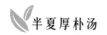

[J]．新中医，2004，36（7）：74

[95] 卢秀鸾．曲竹秋教授辨证论治甲状腺功能减退症［J］．天津中医学院学报，2000，19（2）：5-6.

[96] 钟丽娟，许成学．甲状腺功能减退症的中医临床治疗体会［J］．中国保健营养．2012，22（6）：1634.

[97] 许亚梅，贾玫，侯丽，等．陈信义教授治疗难治性血小板减少性紫癜经验介绍［J］．北京中医药大学学报，2011，18（5）：24-26.

[98] 苏冬青，李达．李达治疗特发性血小板减少性紫癜经验［J］．辽宁中医药大学学报，2009，11（11）：97-98.

[99] 王冲，沈群，季建敏．章亚成运用益气养阴和血法治疗难治性免疫性血小板减少症经验［J］．中医学报，2012，27（10）：1283-1285.

[100] 熊吉龙．丁樱教授分期辨治特发性血小板减少性紫癜的临床经验［J］．中医学报，2012，27（1）：41-42.

[101] 高军，孙浩．孙浩治疗小儿原发性血小板减少性紫癜［J］．中国中西医结合儿科学，2012，4（5）：414-416.

[102] 王红玲，韩倩，王祥麟，等．从外感论治儿童特发性血小板减少性紫癜［J］．中医学报，2013，28（9）：1412-1413.

[103] 程岩，于勇．中医治疗甲亢的历史沿革及临床用药心得［J］．中国地方病防治杂志．2014，29（5）：394-395.

[104] 陈昊，王伟明．半夏厚朴汤加减治疗晨起干呕的临床经验［J］．中国民族民间医药，2015（7）：164-167.

[105] 张运凯，雷成菊．半夏厚朴汤加味治疗妊娠呕吐的临床疗效［J］．湖北民族学院学报（医学版），2009，26

（2）：63 – 64.

[106] 马希贵，王露红. 半夏厚朴汤临床妙用 [J]. 四川中医，2011，29（10）：125 – 126.

[107] 贾宁，李杨. 半夏厚朴汤治疗胃食管反流病疗效观察 [J]. 山西中医，2016，32（3）：19 – 20.

[108] 陈世旺，田旭东. 半夏厚朴汤治疗胃食管反流病的 Meta 分析 [J]. 中国临床研究，2014，27（9）：1080 – 1081.

[109] 周晓明. 半夏厚朴汤治疗胃溃疡随机平行对照研究 [J]. 实用中医内科杂志，2015，29（11）：42 – 43.

[110] 肖琳，李岩. 加减半夏厚朴汤治疗伴心理因素功能性消化不良随机对照研究 [J]. 中国中西医结合杂志，2013，33（3）：298 – 302.

[111] 张丹丹. 半夏药理概述 [J]. 中国中医药现代远程教育.2012，10（20）：99 – 98.

[112] 赵卫丽. 厚朴酚对戊四氮致痫大鼠的保护作用及 bcL – 2、bax 在大鼠海马中的表达变化 [D]. 石家庄：河北医科大学，2015.

[113] 周旭钊. 厚朴酚作用于小鼠 γ – 氨基丁酸 A 型受体苯二氮卓结合位点产生促睡眠作用 [D]. 上海：复旦大学，2013.

[114] 傅强，马占强，杨文，等. 厚朴酚对慢性温和刺激所致抑郁小鼠的抗抑郁作用研究 [J]. 中药药理与临床，2013，29（2）：47 – 51.

[115] 王萍萍，刘保秀，杨桃，等. 和厚朴酚对急慢性应激小鼠的抗抑郁作用及机制研究 [J]. 中国药学杂志，2017，52（24）：2161 – 2165.

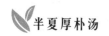

［116］陈爽．和厚朴酚注射用冻干脂质体治疗血管性痴呆的药效学研究［D］．长春：长春中医药大学，2016.

［117］于妮娜，陈世忠，张思户，等．和厚朴酚对全脑缺血再灌注犬脑血流量的影响［J］．中药药理与临床，2016，32（1）：26－29.

［118］梁向艳，邢文娟，何金孝，等．厚朴酚延缓幼年自发性高血压大鼠的高血压进程及其机制［J］．中国病理生理杂志，2014，30（11）：1980－1986.

［119］李娜．SIRT3在高血压小鼠肾脏损害中的作用及机制研究［D］．济南：山东大学，2017.

［120］宜全，谭芳慧，陈伟东，等．和厚朴酚对大鼠心肌缺血再灌注损伤的保护作用［J］．广东医学，2017，38（15）：2276－2279.

［121］肖锦山，张玲．厚朴酚对力竭运动小鼠心肌肥厚及PPARγ和NF－κB表达的影响［J］．沈阳体育学院学报，2016，35（4）：94－99.

［122］朱自平，张明发，沈雅琴，等．厚朴对消化系统的药理作用［J］．中国中药杂志，1997，（11）：64－65.

［123］曾红，周秋贵，罗婷，等．厚朴酚与和厚朴酚对小鼠腹泻及胃肠排空抑制的影响比较［J］．中药材，2015，38（10）：2160－2162.

［124］张志博．厚朴酚与和厚朴酚对肠道钙离子转运的影响及其抗腹泻机制探讨［D］．长沙：湖南农业大学，2013.

［125］程弘夏，李佩，许腊英．厚朴及姜厚朴乙酸乙酯提取部位对小鼠胃肠运动功能的影响［J］．中国实验方剂学杂志，2014，20（24）：143－146.

［126］苗彬，张淑文，王红，等．Cajal 细胞在脓毒症所致胃肠动力障碍中的形态改变及厚朴酚干预的实验研究［J］．首都医科大学学报，2013，34（2）：163－170．

［127］刘长海，华春秀，归改霞，等．和厚朴酚对小鼠四氯化碳肝损伤的保护作用［J］．郑州大学学报（医学版），2013，48（4）：470－473．

［128］夏西超，华春秀，姜晓，等．和厚朴酚对急性肝损伤模型小鼠抗氧化作用研究［J］．时珍国医国药，2013，24（2）：361－362．

［129］王林，李红波，刘南，等．和厚朴酚对脂多糖诱导的急性肺损伤小鼠的保护作用［J］．中药新药与临床药理，2016，27（6）：810－815．

［130］王雪冰．厚朴酚对急性肺损伤大鼠肿瘤坏死因子白细胞介的影响［J］．中国老年学杂志，2014，34（24）：7007－7009．

［131］刘波，莫镇涛，李意奇，等．厚朴酚对肺纤维化大鼠肺病理学和羟脯氨酸含量的影响［J］．中国老年学杂志，2017，37（6）：1325－1327．

［132］陈雄，虞伟慧，龚小花，等．厚朴酚通过 MAPK/NF-kB 信号通路改善 1 型糖尿病模型小鼠的心肌损伤［J］．中草药，2017，48（22）：4719－4725．

［133］孙长颖，宁华，那立欣，等．厚朴酚对 2 型糖尿病大鼠血糖的影响．卫生研究，2014，43（2）：313－316．

［134］王俊俊，赵容，梁继超，等．厚朴酚对高脂饲料 STZ 诱导的糖尿病大鼠血糖血脂及肝脏氧化应激损伤的影响［J］药学学报，2014，49（4）：476－481．

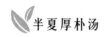

［135］ 王俊俊．和厚朴酚抗 2 型糖尿病作用与机制实验研究
［J］武汉：湖北大学，2016.

［136］ 孙蜻．和厚朴酚对 STZ 诱导的 2 型糖尿病小鼠的降糖作
用及机理研究［D］．长春：吉林大学，2013.

［137］ 黄凤媛．和厚朴酚调控 PPARγ 诱导 3T3 – L1 前脂肪细胞
分化的研究［D］．广州：广州中医药大学，2016.

［138］ 解娜，胡春阳，王希娟，等．厚朴酚对肝 X 受体 α 介导
的脂代谢的调节作用［J］．临床心血管病杂志，2015，
31（9）：1010 – 1013.

［139］ 杨庆龙．和厚朴酚对胰腺癌细胞株 SW1990 迁移与侵袭
的抑制作用及机制的实验研究［D］．苏州：苏州大
学，2017.

［140］ 王立文，谢梦燕，林莉莉．和厚朴酚增强吉西他滨诱导
胰腺癌细胞凋亡的机制研究［J］．中国临床药理学杂
志，2016，32（11）：1027 – 1030.

［141］ 刘畅，邵淑丽，夏艳，等．和厚朴酚对人肺癌 A2 细胞
增殖和凋亡的影响［J］．基因组学与应用生物学，
2017，36（5）：1797 – 1803.

［142］ 曲莉，张蕊．和厚朴酚对鼻咽癌细胞株的增殖、迁移与
侵袭能力的影响及机制［J］．临床耳鼻咽喉头颈外科杂
志，2017，31（2）：88 – 95.

［143］ 申忠华．和厚朴酚抗膀胱肿瘤的机制研究［D］．天津：
天津医科大学，2017.

［144］ 成志勇，薛芳，王素云，等．和厚朴酚抑制白血病 U937
细胞侵袭及血管新生作用［J］．细胞与分子免疫学杂
志，2014，30（2）：143 – 146.

［145］边睿，相闪闪，江翰，等．和厚朴酚体外抗胆囊癌作用及机制研究［J］．中国普通外科杂志，2016，25（2）：231－237．

［146］张青．和厚朴酚治疗膀胱癌的作用及机制的实验研究［D］．南京大学，2013．

［147］杨波．叶酸修饰的和厚朴酚主动靶向药物对鼻咽癌的抑制作用与机制研究［D］．泸州：西南医科大学，2017．

［148］范琪．厚朴抗氧化活性成分的提取分离及其抗氧化活性测试研究［D］．重庆：重庆大学，2014．

［149］李清华，翁新楚．厚朴抗氧化活性的研究［J］．中国油脂，2005，30（9）：35－38．

［150］姜宁，刘晓鹏，陈芳，等．厚朴多糖提取工艺及其体外抗氧化活性［J］．食品科学，2015，36（6）：12－17．

［151］王静霞．不同提取方法对厚朴活性成分及抗氧化活性的影响［J］．食品科技，2014，39（7）：224－227．

［152］李佳银．厚朴酚与和厚朴酚经由 MAPKs/NFκB 通路抵抗 H_2O_2 诱导氧化应激的作用研究［D］．长沙：湖南农业大学，2013．

［153］张昌猛．转录因子 Klf－4 对大鼠脊髓损伤后早期炎症反应影响的研究［D］．山西医科大学，2013．

［154］钟淇滨，祝曙光，陆少君，等．和厚朴酚对咪喹莫特诱导小鼠银屑病的干预作用［J］．中国药理学通报，2018，34（5）：626－631．

［155］侯晓峰．和厚朴酚抑制线粒体可溶蛋白诱导小胶质细胞活化的体外实验研究［D］．大连：大连医科大学，2013．

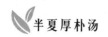

[156] 黄云，康子瑶，张广钦．和厚朴酚对小鼠背根神经节河豚毒素敏感型钠电流的影响［J］．中国药科大学学报，2016，47（5）：609－613.

[157] 符吴荑．厚朴酚的免疫抗炎作用及其对相关信号转导通路的调控［D］．广州：广东药科大学，2016.

[158] 黄坤水．闽产凹叶厚朴抑菌活性及资源利用研究［D］．福州：福建农林大学，2006.

[159] 张磊．国医大师周仲瑛治疗肺癌角药撷菁［J］．上海中医药杂志，2013，47（11）：1－2.

[160] 孙建立，刘嘉湘．扶正法治疗肺癌的经验和体会［J］．中医杂志，2008，35（9）：1302－1303.

[161] 吴林生，陈亚男，周维顺教授论肺癌证治拾萃［J］．中华中医药学刊，2007，25（2）：213－215.

[162] 徐致君，季光教授治疗肺癌的经验［J］．现代中西医结合杂志，2010，19（24）：3092－3093.

[163] 乔占兵，胡凯文，曹阳．王沛教授辨治中晚期肺癌临床经验［J］．北京中医药大学学报，2008，31（4）：36－37.

[164] 郑东京，郑东海，郑伟鸿．郑伟达从瘀毒论治肺癌经验探析［J］．世界中西医结合杂志，2014，9（12）：1278－1280.

[165] 郑红刚，花宝金．朴炳奎辨治肺癌学术思想与经验探析［J］．中医杂志，2010，51（4）：304－306.

[166] 戴虹，谈欧．韩树人辨治肺癌学术思想与经验介绍［J］．新中医，2013，45（5）：191－193.